독소를 배출하고 혈액을 맑게 하는
물 건강법

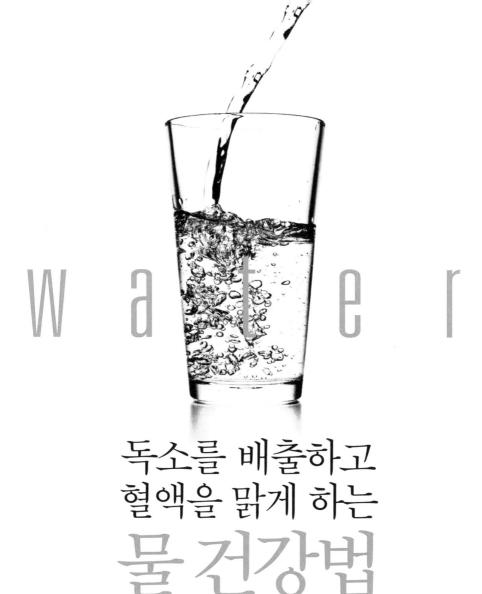

독소를 배출하고
혈액을 맑게 하는
물 건강법

선재광 지음

전나무숲

면역력 회복과 노화 방지의 핵심,
'좋은 물' 마시기

물은 인류가 누리는 대자연을 만들어낸 근본이기에 자연의 일부인 사람에게도 절대적으로 중요합니다. 고대 중국의 역사서 《위서(魏書)》에는 이렇게 전해집니다.

'물은 천지의 근본이고, 오행의 시초다. 대지가 물로 말미암아 생겨났기 때문에 물은 자연과 인체에서 처음과 끝이다.'

역사상 가장 방대하고 완성도가 높은 것으로 알려진 동양의학서 《본초강목(本草綱目)》은 이렇게 전합니다.

'물은 일상에서 늘 쓰는 것이지만, 사람들은 물을 소홀히 한다. 사람을 태어나게 하는 건 하늘이지만 사람은 물과 곡식을 먹어야 살아갈 수 있다. 그런데 물이 어찌 사람에게 소중하지 않을 수 있겠는가.'

사람은 음식을 먹지 않아도 3주 정도는 생존할 수 있지만 물을 마시지 않으면 단 3일도 살아갈 수 없습니다. 지금 이 순간부터 물을 마시지 않으면 그 누구도 예외 없이 3일 뒤에는 참혹한 상황을 맞을 수 있다는 이야기입니다. 반면, 물을 충분히 균형 있게 섭취하면 인간의 생명력은 극대화됩니다. 《황제내경(黃帝內經)》에서는 '물을 잘 조절해서 섭취하면 인체가 균형을 유지하게 되어 신기할 정도로 생명력이 증강된다'고 말합니다. 이처럼 인체 건강을 이야기할 때 물을 빼놓고는 말할 수 없습니다.

바이러스의 공격도 막아낸다

아직도 진행 중인 코로나19와 같은 감염병을 예방하는 데도 물은 매우 중요합니다. 2020년 국내의 한 언론사에서는 한국기후변

화학회(대학, 연구소, 기업 등 기후변화와 감염병의 관계를 연구하는 전문가 집단) 회원 70명을 대상으로 설문조사를 진행했습니다.[1] 그 결과, 전문가들은 코로나19 이후 3년 혹은 5년 이내에 신종 감염병이 계속 생길 것으로 예측하면서, 기후변화로 인해 신종 감염병의 발생 주기가 점점 빨라질 것으로 전망했습니다. 특히 변이 바이러스가 생겨나는 건 시간 문제라는 점에 대체로 동의했습니다. 우리가 코로나19와의 전쟁에서 승리하더라도 또다른 바이러스와의 전쟁에 맞닥뜨리게 된다는 이야기입니다.

이처럼 변종이건 신종이건 바이러스를 통제할 수 없는 상황에서 우리가 할 일은 분명해 보입니다. 바이러스의 침투로부터 자신의 건강을 스스로 지키는 것입니다. 그러기 위해서는 '면역력'을 키워야 합니다. 면역력이 강한 사람은 그 어떤 바이러스에 감염되더라도 증상 없이 지나가거나 감기처럼 대수롭지 않게 이겨낼 수 있습니다.

면역력도 키우고 바이러스의 공격에도 약해지지 않는 가장 간단하면서도 효과적인 방법은 '물을 충분히 마시는 것'입니다. 물은 호흡기 점막을 촉촉하게 유지해 섬모 운동을 활성화함으로써 바이러스에 의한 감염을 예방합니다. 점막이 건조하고 충혈 상태가 지속되면 바이러스의 점막 친화성이 강해집니다. 즉 점막이 바이러스를 걸러주기 힘든 상태가 됩니다. 하지만 물을 자주 마시면 바이러스가 점막에 머물지 못하고 기침이나 재채기를 통해서 몸 밖으로 배출됩니다.

감염병의 증가로 백신을 접종할 일이 많아집니다. 백신 접종 이후에도 수분 섭취는 필수입니다. 백신 접종 이후 고열이 나는 일이 종종 있는데, 체온이 1℃씩 오를 때마다 체내에서는 500cc의 수분이 손실됩니다. 이때 물을 충분히 마시면 체온이 조절되면서 백신 접종 후유증이 조금 더 가벼워집니다.

더 나아가 물은 신체 대사의 균형을 잡아주고, 혈액을 맑게 해 모세혈관에서의 혈액 순환을 순조롭게 하고, 두뇌를 활성화하며, 호르몬 작용도 원활하게 만듭니다. 즉 물을 충분히, 꾸준히 마시면 체내 독소가 자연스럽게 배출되어 혈액이 맑고 깨끗해지고 신체 대사가 원활해집니다.

체내에서 물의 독소 배출 기능은 탁월합니다. 우선, 물은 신장 기능을 촉진해 노폐물을 빠르고 효율적으로 배출합니다. 또 피부 세포에 도달한 물은 땀과 함께 노폐물을 다시 한번 배출합니다. 혈액으로 들어간 물 역시 세포에 영양분과 수분을 공급하고 혈액을 맑게 한 후 각종 노폐물을 몸 밖으로 배출합니다. 그 영향으로 면역력이 강해져 감기, 생리통, 두통, 장염, 고혈압, 당뇨병, 암 등 다양한 질병을 예방할 수 있습니다.

면역력을 높이고 노화를 막는다

반대로, 우리 몸에 수분이 부족하면 어떤 일이 생길까요? 가장 대표적인 변화가 '노화'입니다. 갓 태어난 아기의 몸은 90%가 수분이고, 80세 노인의 몸은 50%가 수분입니다. 체내 수분이 줄어든다는 것은 노화가 진행된다는 증거이며 몸이 약해지는 것을 의미합니다. 이렇듯 체내 수분 감소로 노화가 시작되면 세포 자체도 건조해집니다. 노인이 되면 땅에 떨어진 물건을 줍는 행동마저 느릿느릿 하게 되는데 이는 뼈와 근육의 세포에서 수분이 빠져나가 세포 자체가 건조하고 딱딱해졌기 때문에 생기는 일입니다.

피부 상태도 나빠집니다. 수분이 빠져나가 버석거리고 주름이 늘어납니다. 또한 나무가 마르면 속이 비듯 우리 뼈에도 구멍이 많아져 골다공증이 생깁니다. 그런 점에서 나이가 들수록 반드시 챙겨야 하는 것은 무엇보다 충분한 물 섭취입니다.

세계보건기구(WHO)는 인류의 질병과 물의 연관성에 대해 다음과 같이 권고하고 있습니다.

"하루 2ℓ의 좋은 물을 마시는 것만으로도 질병의 80%가 예방된다."

물론, 물을 무조건 많이 마신다고 해서 우리 몸이 저절로 질병과 멀어지는 건 아닙니다. 건강한 식단을 유지하고, 꾸준히 운동을 하고, 숙면도 취해야 몸의 각 기관들이 제 기능을 다하고 면역력을 높여 건강을 지킵니다. 그런데 이러한 생활은 적지 않은 노력이 필요한 데다 마음을 먹어도 실천하기가 쉽지 않은 게 사실입니다. 불면증에 시달려 약을 먹기도 하고, 운동 계획을 세웠다가 회사일이나 집안일 때문에 작심삼일이 되기 일쑤입니다. 건강 식단은 입맛에 맞지 않을 수 있고, 비용도 듭니다. 그러나 물을 마시는 일은 누구나 언제든 할 수 있고, 적은 노력과 비용으로 최대의 효과를 얻을 수 있는 건강법입니다. 그런데 물 마시기가 너무 쉽다 보니 사람들은 그 중요성을 잊는 경우가 많습니다.

물이 건강 유지에 필수라고 해서 아무 물이나 마시라는 의미가 아닙니다. 물이 주는 건강 효과를 모두 누리려면 우리 몸에 이로운 '좋은 물'을 마시는 것이 중요합니다. 그렇다면 정수돼서 나오는 물이 좋은 물일까요? 안타깝게도 그렇지 않습니다. 그러면 우리는 좋은 물을 어디에서 어떻게 찾아야 할까요?

이 책의 목적은 물에 대한 잘못된 상식을 넘어서는 데 있습니다. 물의 중요성을 비롯해 건강과 물, 물과 질병의 관련성을 이해하는 것은 물론 어떤 물이 좋은지를 바로 알고, '진짜 좋은 물'을 찾아 마시는 노력을 할 수 있기를 기대합니다.

_ 선재광

PART 2 몸에 좋은 물, 몸에 나쁜 물

PART 1

질병 예방의 해법,
'좋은 물' 마시기

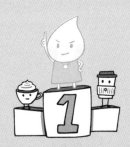

단백질, 탄수화물, 지방은 우리 몸에 꼭 필요한 3대 필수 영양소이지만
이 중에서 어느 하나가 30% 부족하다고 해서 생명을 잃지는 않는다.
하지만 물은 다르다. 물은 필수 영양소가 아님에도 불구하고
단 10%만 부족해도 생명이 위태로워지고, 20%가 부족하면 사망하게 된다.
이처럼 물은 '모든 생명활동의 기본'이며,
생명 유지와 신진대사에 꼭 필요한 미네랄의 훌륭한 공급원이다.
이외에도 물이 우리에게 주는 이익은 많다.
물이 우리 몸에서 어떤 작용을 하고, 얼마나 중요한지,
좋은 물 마시기로 얻을 수 있는 건강 효과는 무엇인지를
하나하나 살펴보자.

자연이 준
물의 축복 8가지

　한마디로, 물은 자연이 우리에게 준 축복이다. 물이 없으면 그 어떤 생명체도 삶을 영위할 수 없다. 인간의 경우 체내 수분이 충분하면 늘 활기차고 생기발랄하게 에너지 대사를 이어가지만, 체내 수분이 부족하면 에너지 대사에 문제가 생기면서 각종 질병을 얻게 된다.

　이외에도 물이 우리에게 주는 이익은 셀 수 없이 많지만, 크게 8가지로 정리할 수 있다.

첫째, 물은 생명의 원천이자 보호자다

물이 없으면 지구상에 그 어떤 생명체도 존재할 수 없다. 인간은 물이 제대로 공급되지 않으면 머지않아 신체 기능이 멈추고 만다. 즉 물은 생명의 원천이며, 인체를 유지하는 '현금 자산'과 같다. 그 누구든 현금 자산이 없으면 밥을 굶게 되고 자유를 잃고 인생이 고통스럽듯, 우리 몸도 물이 제대로 공급되지 않으면 최악의 상황에 처하게 된다.

우리 몸은 70%가 수분이라 외부 변화로 인한 충격을 비교적 적게 받는다. 물은 0℃에서 99℃까지 액체 상태로 존재하고, 다른 물질들에 비해 온도를 올리기까지 열용량을 매우 많이 필요로 하기 때문에 우리는 뜨거운 곳에서도, 추위가 심한 곳에서도 한동안 견딜 수 있다. 체내 수분이 보호막 역할을 하기 때문이다.

둘째, 물은 세포 구조를 완성시킨다

인체의 세포는 견고하게 설계되어 있다. 물은 세포의 구조에서 단단한 연결고리 역할을 함으로써 세포 구조를 최종적으로 완성시킨다. 또 DNA의 손상을 예방하고, 손상된 DNA를 복구시키는 메커니즘을 보다 효율적으로 작동시킨다. 수분이 충분해야 세포가 원활히 기능하고, 수분이 부족하면 세포의 기능이 떨어져 노폐물이 축적된다.

셋째, 물은 음식물의 대사와 영양 흡수를 돕는다

물은 인체의 면역체계와 연관이 깊다. 특히 면역체계를 형성하는 골수에 직접 작용해 암에도 저항할 수 있는 강한 면역력을 길러준다.

암 예방을 위해 자연에서 나는 항암식품을 먹는 것도 중요하지만 물을 충분히 마시지 않으면 항암식품의 효과를 온전히 보지 못한다. 물은 음식물을 잘게 부수고 비타민과 미네랄을 용해해 소화 흡수와 대사를 돕는데, 이 과정에서 물속의 미네랄은 수소와 산소로 분해되고 체내에 들어온 영양분을 빠르게 세포 속으로 옮겨준다. 그렇기에 평소 물을 충분히 마시지 않으면 인체는 각 기관에 에너지를 제대로 공급할 수 없게 된다.

넷째, 물은 폐를 도와 인체를 청소한다

폐는 인체에서 톱니바퀴와 같은 역할을 한다. 폐에 산소가 충분히 공급되어야 인체 전반의 기능이 원활하게 작동할 수 있기 때문이다. 만약 폐 기능이 떨어지면 천식, 폐렴, 만성폐쇄성폐질환(COPD)에 시달리게 된다. 이런 질병들은 폐를 직접적으로 공격하기 때문에 조기에 치료하지 않으면 숨 쉬기조차 힘들어지는 상황까지 갈 수 있다.

폐가 건강하려면 폐에 산소가 충분히 모아져야 한다. 그러려면 적혈구의 기능이 원활해야 한다. 혈액 순환이 제대로 되지 않을 경우 폐의 기능이 떨어지고 인체에 독소가 쌓이는 것도 적혈구의 기능이 원활하지 않아 폐의 산소가 부족하기 때문이다. 그러나 물을 충분히 마시면 폐는 다시 건강해질 수 있다. 물은 적혈구의 효능을 증강시키고, 폐에서 나오는 이산화탄소를 수거하며, 체내 각종 독소를 수거해 간과 신장으로 보내는 청소부의 역할을 톡톡히 하기 때문이다.

폐가 건조해지면 염증이 쉽게 생기기 때문에 이를 예방하기 위해서라도 물을 충분히 섭취해야 한다. 다만, 폐는 냉기에 매우 약한 기관이니 아침에 일어나서 찬물을 마시거나, 몸 상태가 좋지 않은데 차가운 청량음료를 마시면 폐의 기능이 현저히 떨어질 수 있다.

다섯째, 물은 척추가 받는 충격을 흡수·완충한다

물은 뼈와 관절 건강에도 꽤 유효하게 작용한다. 뼈는 겉으로는 단단해 보이지만, 구성 성분 중 20%가 수분이다. 관절과 척추는 이보다 더 많은 수분으로 구성되어 있다. 따라서 뼈와 관절 건강을 위해 수분 보충은 필수다.

나이가 들수록 뼈와 관절이 약해지는 건 체내 수분이 줄어드는 것과 직접적인 관련이 있다. 수분은 관절을 부드럽게 하는 윤활제(관절액)의 역할을 하는 것은 물론 관절염과 요통을 예방하기 때문이다. 그러니 나이가 들수록 물을 더 자주 충분히 마셔야 한다.

다만 척추에는 혈관이 연결되어 있지 않아 수분이 직접 공급되지 않는다. 그 대신 몸에 발생하는 압력에 의해 수분이 공급되기도 하고 빠져나가기도 한다. 결과적으로 물은 인체의 대들보인 척추가 받는 충격을 흡수·완충하면서 척추 건강을 유지시켜준다.

여섯째, 물은 생각하는 힘과 집중력을 높인다

물은 두뇌 활동에도 크게 영향을 미친다. 두뇌 조직의 70~80%가 수분으로 이루어져 물을 충분히 마시면 집중력이 높아져 주의력 결핍이 예방되고, 공부나 업무의 능률이 향상된다. 그러나 체내 수분이 1.5%만 부족해도 두통을 느끼고, 집중력과 기억력이 떨어진다.

또한 물은 각종 신경전달물질을 효율적으로 만들어내는 데도 필요하다. 특히 세로토닌, 멜라토닌 등 두뇌에서 만들어지는 거의 모든 호르몬의 생산에 직접 관여해 두뇌 작용을 원활히 한다.

일곱째, 물은 부작용이 없는 피로 회복제이다

우리가 평소 사먹는 피로 회복제에는 화학물질이 섞여 있어서 부작용이 있을 수 있다. 하지만 물은 대사 작용을 활성화하고 혈액순환을 촉진함으로써 피로감을 줄여주는, 부작용이 없는 천연 피로 회복제이다.

물은 스트레스와 불안, 우울감을 줄이는 데도 많은 도움을 준다. 또 정상적인 수면 리듬을 찾아주어 숙면할 수 있게 해준다. 한의학적으로 보면, 물은 우리가 숙면을 취할 때 음의 기운을 활성화시켜 몸이 균형을 찾을 수 있게 한다. 만약 체내 수분 부족으로 잠을 제대로 자지 못해 피로가 회복되지 않으면 고혈압이 생기고 눈이 충혈되며, 뒷골이 당기는 증상이 생긴다.

여덟째, 물은 눈과 피부 건강, 성기능에도 영향을 미친다

물은 단순히 체내 장기에만 영향을 미치는 것이 아니다. 피부 건강에도 좋은 작용을 한다. 수분이 부족하면 피부를 구성하는 콜라겐과 엘라스틴 섬유가 파괴되어 피부가 푸석푸석해지는데, 평소 물을 충분히 섭취하면 피부 속 콜라겐과 엘라스틴 섬유가 유지되어 탄력 있는 피부를 간직할 수 있다.

물은 눈 건강에도 많은 영향을 미친다. 체내 수분이 충분하면 눈물의 분비가 원활해져서 먼지나 꽃가루로부터 눈을 보호할 수 있고, 눈 속에서 영양 공급 및 노폐물을 운반하는 방수가 정상적으로 분비되어 안압 조절이 정상화된다. 반면, 수분이 부족하면 안구건조증이 나타날 수 있다.

눈이 건조할 땐 수분을 섭취하는 것뿐만 아니라 가습기를 이용해서 실내 습도를 어느 정도 맞춰주면 눈의 수분 증발을 예방할 수 있다. 눈이 자주 뻑뻑할 때에는 의식적으로 눈을 깜빡이는 것도 도움이 된다.

남성의 경우 체내 수분이 부족하면 성호르몬의 생산이 방해받는다. 그 영향으로 성욕이 떨어지거나 조루가 유발되어 정상적인 성생활을 할 수 없다. 또한 신장 기능이 떨어지는데, 신장 기능 저하는 성 기능에 치명적이다.

여성의 경우 물을 충분히 마시면 월경전증후군과 폐경기의 열감이 완화되기도 한다. 특히 폐경기 여성은 꾸준히 수분을 보충해야 한다. 폐경기에 이르면 엘라스틴 섬유의 합성을 돕는 에스트로겐 분비가 줄어들면서 피부 수분이 더 많이 손실된다. 그 결과 피부가 건조해지면서 탄력이 사라진다. 따라서 윤기 있는 피부를 간직하기 위해서는 나이가 들수록 수분 섭취에 신경 써야 한다.[2]

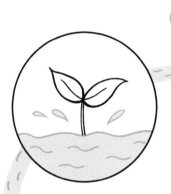

생명의 원천이자
보호자다.

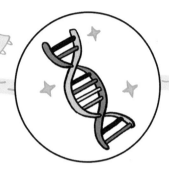

세포 구조를
완성시킨다.

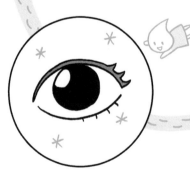

눈과 피부 건강,
성기능에도 영향을 미친다.

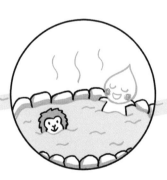

부작용이 없는
피로 회복제이다.

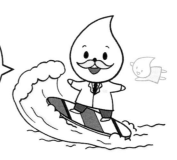

좋은 물을 충분히 마시기만 해도
질병의 80%를
예방할 수 있어요!

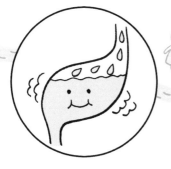

음식물의 대사와
영양 흡수를 돕는다.

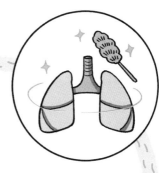

폐를 도와
인체를 청소한다.

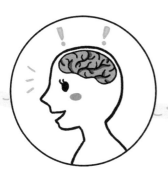

생각하는 힘과 집중력을
높여준다.

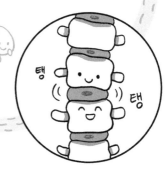

척추가 받는 충격을
흡수·완충한다.

우리가 물을
가려 마셔야 하는 이유

    우리 조상들은 일찌감치 물의 중요성과 소중함을 잘 알고 있었다. 그래서 물에 관한 연구를 다방면으로 해왔고, 그 결과 시간, 위치, 계절, 온도, 물의 흐름을 전부 따져서 물의 종류를 무려 33가지로 분류하고 경우에 맞게 사용했다. 이러한 분류는 '물에는 삼라만상의 모든 에너지가 담겨 있다'는 사실을 전제한다. 따라서 삼라만상의 변화에 따라 물의 종류도 많아질 수밖에 없는 것이다. 물론 환경이 예전 같지 않은 요즘에는 물을 33가지로 분류해서 마시기는 어렵지만, 조상들의 지혜가 담긴 물의 분류와 사용법을 알면 우리에게 물이 얼마나 소중한지를 다시금 느낄 수 있을 것이다.

조상들의 지혜가 담긴 물의 사용법

《동의보감》〈논수품(論水品)〉에 물의 품질을 논하는 별도의 내용이 있다. 허준은 물의 품질을 논하면서 '사람에 따라 몸이 살찌거나 마른 것, 수명의 길고 짧음은 마시는 물에 그 원인이 있다'며 물을 가려 마실 것을 강조했다. 33가지 물 중 일부를 살펴본다.

■ 정화수(井華水)

사극을 보다 보면 정화수 한 그릇을 떠 놓고 자식이 잘되길 비는 부모의 모습이 자주 등장한다. 정화수는 '새벽에 처음 길은 우물물'로, 성질은 평범하고 맛이 달며 독이 없다. 하루 중 새벽이 기온이 가장 낮기 때문에 물은 새벽에 가장 무겁다. 정화수는 이런 무거운 힘을 기억해서 머리와 얼굴의 열을 아래로 내리고 정신을 안정시킨다.

한의학에서는 정화수를 한약을 달이거나 차를 달여 마실 때 주로 사용했다. 《동의보감》 내경편에는 정화수는 귀, 코, 눈, 입, 항문, 요도로 피가 나오는 것을 지혈한다고 전해진다.

■ 천리수(千里水)

'멀리서 흘러온 강물'로, 먼 곳에서 오랜 시간 많은 장애물을 거쳐 흘러 내려오면서 여과된 물이다. 성질이 빠르고, 막힌 것을 뚫는다고 알려져 있다.

한의학에서는 천리수를 산전수전을 다 겪은 사람에 비유해 '천리를 흘러 내려오면서 어떠한 장애도 뚫고 어떤 더러운 것도 휩쓸고 내려가는 힘이 있다'고 본다. 또한 체내에서도 가장 멀리까지 닿을 수 있는 물이기에 인체의 가장 끝에 있는 손발에 생긴 질병을 치료하거나 대소변을 잘 나오게 하는 약을 달일 때 주로 사용한다.

■ 옥정수(玉井水)

'옥이 있는 산골짜기에서 나는 샘물'로, 성질은 온순하고 맛이 달며 독이 없다. 꾸준히 마시면 몸에서 윤기가 나고 모발이 희어지지 않는다고 한다. 산에 옥이 있으면 풀에서 윤기가 난다. 나무와 풀조차 윤기가 나는데 하물며 인간에게는 어떻겠는가!

■ 온천수(溫泉水)

'온천 지역에서 나는 물'이다. 온갖 풍이나 근골이 오그라드는 증상, 피부 감각 둔화, 손발이 말을 듣지 않는 경우 온천수에 몸을 담그면 풍과 냉증 등 다양한 증상이 해소된다. 유황 냄새가 나는 물은 뇌졸중이나 냉증 치료에 좋다. 하지만 온천수는 성질이 뜨겁고 독성이 있으니 절대 마시면 안 된다.

■ 한천수(寒泉水)

'차가운 샘물이자 좋은 우물물'로, 성질은 평범하고 독이 없다. 땅속의 깊은 물줄기에서 솟아나기 때문에 지역마다 약간씩 맛이 다르다. 소갈, 위암, 이질 등에 사용한다. 한천수는 상승하는 기운을 가진 물이므로 꾸준히 마시면 열을 내리고 소변이 잘 배출되게 한다.

■ 납설수(臘雪水)

'음력 섣달, 즉 한겨울에 내린 눈이 녹은 물'로, 성질은 차고 맛은 달며 독이 없다. 주로 살충과 해독에 사용하고, 급성 전염병, 술 마신 뒤에 나는 열, 황달 치료에 효과적이다.

■ 춘우수(春雨水)

'음력 정월에 처음 내린 빗물'로, 성질은 따뜻하고 부드러우며 맛은 달다. 춘우수는 물이 오르고 퍼지는 기운을 처음으로 받는 물이기에 이 물로 약을 달여 먹으면 양기가 신체 상부로 올라와 체내 순환을 돕는다. 춘우수는 봄 기운을 가지고 있어 춘곤증을 치료하고, 봄에 위장 기능이 약해서 소화가 잘 안 되는 증상을 치료한다.

불임증 치료에도 유용하다.

■ 추로수(秋露水)

'가을철 아침해가 뜨기 전에 받은 이슬물'로, 성질은 따뜻하고 부드러우며 맛이 달다. 가을철의 이슬은 가라앉고 수렴하는 에너지를 가지고 있어서 정신을 안정시킨다. 또한 당뇨병을 낫게 하고, 몸을 가볍게 만든다.

■ 반천하수(半天河水)

'대나무 끝이나 나무 구멍에 고인 빗물'로, 성질은 평범하고 약간 차며 맛이 달고 독이 없다. 귀신이 들린 병이나 헛소리하는 병을 낫게 한다는 기록으로 미루어볼 때 두뇌 작용과 관련이 많은 것으로 여겨진다. 하늘에서 내려왔지만 아직 땅에 닿지 않은 물이라 청결한 기운을 가지고 있다. 그래서 환약, 단약, 선약을 만들 때 사용한다.

■ 벽해수(碧海水)

'깊고 푸른 바닷물'로, 성질은 약간 따뜻하고 맛이 짜며 독이 약간 있다. 짠맛은 살충 작용으로 피부병을 치료하고, 활동성이 강해

막힌 것을 뚫어버리므로 벽해수를 끓여서 목욕을 하면 가려움증이 낫는다. 또한 식체로 속이 꽉 막혔을 때 마시면 구토와 설사를 하면서 막혔던 속이 시원하게 뚫린다.

■ 생숙탕(生熟湯)

'끓인 물과 새로 떠온 물을 반씩 섞은 물'로 음양수(陰陽水)라고도 한다. 운동성이 강한 끓인 물과 운동성이 약한 찬물을 반반씩 섞은 생숙탕은 찬 기운과 뜨거운 기운이 섞이면서 에너지가 생긴다.

생숙탕은 마실 수도 있고, 목욕물로 쓸 수도 있다. 생숙탕을 마시면 불안정한 에너지가 안정되면서 만성 소화불량과 신경성 위염, 구토나 설사, 곽란이 치료된다. 그리고 술에 몹시 취했거나 과일을 지나치게 먹었을 때 생숙탕에 몸을 한참 담그고 있으면 체내 노폐물이 배출되면서 물에서 술 냄새와 과일 냄새가 난다.

지금의 우리는 수돗물과 생수 정도만 알 뿐, 이렇게 다양한 성질의 물이 있는지조차 모를 것이다. 이러한 물의 분류와 사용법은 물의 약성(藥性)이 강하다는 반증이다. 물의 약성을 제대로 느끼려면 좋은 물을 가려 마시는 지혜가 필요하다.

심장이 암에
걸리지 않는 이유

우리는 엄마의 배 속에서부터 물과 인연이 깊다. 태아 시절에는 양수 속에서 무려 10개월을 보내고, 태어난 뒤에는 수시로 물을 마셔야 생명을 유지하는 등 물 없이는 살아갈 수 없다.

게다가 우리 몸의 모든 장기는 물로 구성되어 있다고 해도 무리가 없다. 우리 몸의 70%는 수분으로 채워져 있다. 좀 더 정확하게 표현하면 '우리 몸은 물속에 떠 있는 상태'라고 할 수 있다. 그러나 우리 몸의 70%가 수분이라는 것은 평균치일 뿐 어떤 장기는 그 이상의 수분으로 구성되어 있다. 심장의 75%, 눈의 95%, 근육의 75%, 뼈의 22%, 간의 70%, 폐의 85%, 콩팥의 83%, 피부의 70%

가 수분으로 이루어져 있다. 또 적혈구의 60~65%, 심지어 전혀 수분이 없을 것 같은 치아에도 3%의 수분이 존재한다.[3] 또 인체에서 가장 중요한 두뇌의 70~80%, 뇌척수액의 99%, 뇌회백질의 85%가 수분으로 구성되어 있다. 생명의 근원 중 하나인 혈액은 94%의 수분으로 이루어져 있다. 이 사실만으로도 우리에게 물이 얼마나 중요한지 잘 알 수 있다.

산소-에너지-운동-물의 시너지 효과

우리가 좀 더 주목해야 할 장기는 심장이다. 심장이 어떻게 물과 연결되어 있는가를 살펴보면 '암에 걸리지 않고 평생 건강하게 사는 비밀'을 알 수 있다.

인체가 걸릴 수 있는 질병은 수백에서 수천 가지다. 머리끝에서 발끝까지 질병이 생기지 않는 곳이 없을 정도다. 질병 중에서도 가장 치명적으로 우리 몸을 위협하는 질병이 암이다. 그런데 암이 생기지 않는 유일한 장기가 있다. 바로 심장이다. 많은 의학자가 그 이유를 알고자 연구한 결과 다음의 4가지를 밝혀냈다.

- 심장에는 체내의 그 어떤 장기보다 **산소**가 풍부하다.
- 다른 장기는 몰라도 심장만큼은 항상 정확하게 **에너지**가 공급된다.
- 심장은 태아일 때부터 죽기 직전까지 규칙적으로 **운동**한다.
- 심장은 혈액으로 채워져 있으며, 혈액의 94%는 **물**이다.

즉 '산소-에너지-운동-물'의 시너지 작용이 심장의 생명력을 유지하고 심장에 암이 생기지 않는 이유다.[4]

누구나 직접 챙길 수 있는 건 물뿐

이 4가지 요소 중에서 누구나 직접 챙길 수 있는 건 물뿐이다. 산소는 호흡을 할 때마다 들이마시지만 대기오염으로 인해 중금속 등의 불순물이 섞여 있을 수 있다. 그래서 산소의 상태를 깨끗하게 하고 싶지만, 산소는 대기에 퍼져 있고 주변 환경과 관련이 깊기에 개인의 노력으로 단시간에 바꾸기는 쉽지 않다.

에너지(영양 섭취)와 운동은 개인의 의지와 경제 상황에 따라 많이 달라질 수 있다. 즉 습관적으로 끼니를 거르거나 경제적으로 어려운 사람이 한순간에 충분한 영양을 섭취하는 방식으로 식습관을 바꾸기 어렵고, 매일 사무실에서 일해야 하는 직장인이 운동을 충분히 하기도 쉽지 않다. 따라서 에너지와 운동은 개인이 처한 환경에 따라 실천 여부가 결정될 가능성이 크다.

하지만 물은 다르다. 비교적 큰 노력을 들이지 않고도 양질을 유지할 수 있다. 극빈층이든 최상류층이든, 노동직이든 사무직이든 상관 없이 누구나 손쉽게 구할 수 있으며, 비용이 크게 들지도 않는다.

인간은 물에서 태어나고 물로 생명을 유지하는 만큼 물은 인간의 생명 그 자체이고 근원이 되는 에너지이며, 누구에게나 공평하게 주어진 자연의 축복이다. 그러므로 건강에 관심이 있다면 지금 당장 '좋은 물 마시기'에 집중해야 한다.

건강을 지키는
우리 몸속 수분 균형

인체 장기의 수분 함량

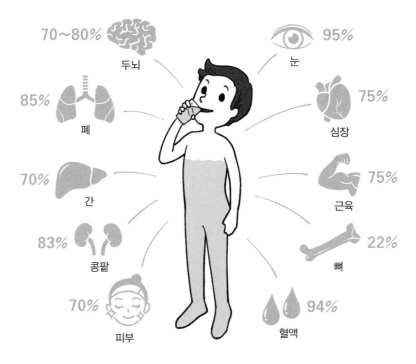

70~80% 두뇌

95% 눈

85% 폐

75% 심장

70% 간

75% 근육

83% 콩팥

22% 뼈

70% 피부

94% 혈액

우리 몸의 70%가 수분이라는 것은 평균치일 뿐이다. 어떤 장기는 그 이상의 수분으로 구성되어 있다. 이는 우리가 물에서 태어나고 물로 생명을 유지한다는 증거다.

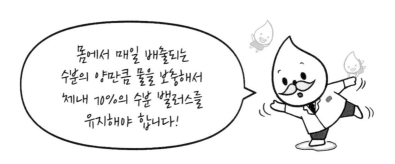

인체의 수분 밸런스

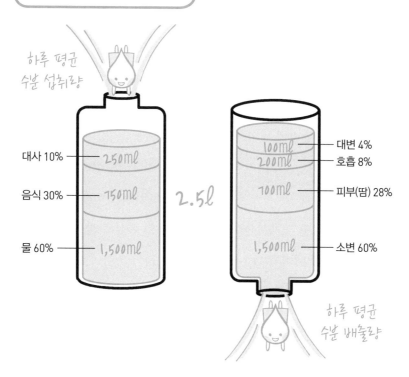

하루 평균
수분 섭취량

대사 10% — 250㎖

음식 30% — 750㎖

물 60% — 1,500㎖

2.5ℓ

100㎖ — 대변 4%
200㎖ — 호흡 8%

700㎖ — 피부(땀) 28%

1,500㎖ — 소변 60%

하루 평균
수분 배출량

우리 몸이 제대로 기능하려면 매일 배출되는 수분의 양만큼 지속적으로 물을 섭취함으로써 체내 수분 밸런스를 유지해야 한다. 충분한 수분 보충은 건강과 직결된다.

우리 몸에는
물 저장 시스템이 없다

    인체는 각종 위기에 대비하기 위해서 다양한 장치를 마련해놓았다. 가장 대표적인 것이 '지방 저장 시스템'이다. 인체는 영양분이 제공되지 않을 때 이 시스템에서 영양분을 끌어다 쓰면서 기능을 유지한다. 하지만 인체는 물에 대해서만큼은 무심해 물을 저장해 쓸 수 있는 시스템이 없다. 우리가 생명이 붙어 있는 한 지속적으로 물을 마셔야 하는 것도 이 때문이다.

    인체는 매 순간 물을 필요로 한다. 숨을 내쉴 때는 폐를 통해 물이 사용되며, 발한과 장운동도 모두 물이 필요한 작용들이라 체내 여기저기에서 물은 계속 사용된다. 이외의 신체 작용에서도 물은 계속 쓰이고 증발한다. 증발량을 보면 대소변으로 1.6ℓ, 호흡으로 0.2ℓ, 피부(땀)로 약 0.7ℓ 정도다. 그래서 우리 몸에 물이 조금만 부족해도 금세 목이 마르고 탈수에 이르는 것이다. 이렇게 물이 신체 작용에 쓰이고 증발하는 상황에서 물을 보충하지 않는 것은 자신의 몸을 학대하는 것이나 다름없다.

그러면 증발하거나 배출되는 수분의 양만큼 보충하려면 우리는 물을 얼마나 마셔야 할까? 우리에게 필요한 물의 하루 적정섭취량을 알아보려면 자신의 몸무게에 0.03을 곱하면 된다. 만약 자신의 체중이 60kg이라면 1.8ℓ가 적당하다. 물의 섭취 횟수도 중요하다. 세계보건기구(WHO)는 물의 하루 적정섭취량을 8~10회에 걸쳐서 나눠 마시도록 권고하고 있다.

물을 적정섭취량 이상으로 많이 마셨다고 해서 걱정할 필요는 없다. 체내에서 쓰고 남은 물은 자연스럽게 몸 밖으로 배출된다. 일단 몸에 들어간 물은 세포의 기능을 원활하게 만든 후 세포 속 독소를 몸 밖으로 배출시킨다. 가장 안전하고 확실하게 우리 몸속을 자유롭게 다니고, 필요할 땐 언제든 외부로 배출되는 물질은 물밖에 없다.

반면, 물을 충분히 마시지 않으면 몸은 심각한 과체중 상태가 될 수 있다. 인체는 물이 공급되지 않으면 음식물 섭취에 더 의지해서 에너지를 생성하려고 하기 때문이다.

이때 이용되는 영양분이 단백질과 탄수화물이다. 지방을 꺼내 쓰기는 쉽지 않기 때문에 일단 분해가 쉬운 단백질과 탄수화물에 의지하는 것이다. 그러면 우리 몸은 음식 섭취에 대한 욕구를 더 많이 느끼고, 이것이 원인이 되어 과체중이 되기 쉽다. 따라서 과체중이 되지 않으려면 몸이 필요로 하는 양만큼 물을 마시고, 탈수 증상이 나타나면 즉시 물을 마셔야 한다.

그렇다면 우리 몸이 물을 필요로 한다는 걸 어떻게 알 수 있을까? 가장 좋은 척도는 소변 색깔이다. 체내 수분이 충분하면 소변은 옅은 레몬색을 띤다. 노란색을 띠면 어느 정도 탈수된 상태이고, 색깔이 더욱 짙어져 주황색에 가까우면 완전히 탈수된 상태라고 할 수 있다. 물론 소변 색깔은 특정한 이뇨제를 복용했거나 색소를 먹지 않았을 때가 기준이다.[5]

건강을 챙기려면 늘 물을 챙겨서 수시로 마시기를 권한다.

수분이 부족할 때 나타나는 SOS 신호

평소 우리는 하루에 물을 얼마나 마시는지를 의식하지 않을 뿐더러 적정량을 마시는지도 신경 쓰지 않는다. 하지만 규칙적으로 수분을 보충하지 않으면 우리 몸은 반드시 특정 증상이 나타나고 급속하게 건강의 균형을 잃게 된다.

가장 대표적인 증상이 허열의 발생으로 건조증이 생기는 것이다. 허열이란, 심부의 온도는 낮은데 피부의 온도는 높은 상태를 말한다. 흔히 '탈수증'이라고 하며, 갈증이 생기면서 기력이 떨어지고 혀가 갈라지고 눈의 초점이 흐려진다. 또한 눈 주위가 푹 꺼져 마치 폐인처럼 보이기도 한다.

체내 수분 부족으로 인한 증상은 단계적으로 나타난다. 체내 수분이 1~2% 부족하면 심한 갈증을 느끼고, 5% 부족하면 혼수상태에 빠질 수 있고, 10% 부족하면 심근경색과 심장마비가 생길 위험성이 높고, 20% 부족하면 사망의 위험에 이르거나 실제로 사망하게 된다.

물이 부족한데도 갈증을 제때 해소해주지 않으면 다양한 증상이 나타난다. 제일 먼저 어지럼증이 생긴다. 수분 부족으로 혈액량이 줄어 혈압이 떨어지고, 그 여파로 두뇌로 가는 혈액량이 현저히 줄어들기 때문이다. 그래서 생기는 증상이 '뇌허혈'이다. 뇌허혈은 어지럼증을 동반한다. 만약 이러한 상태가 지속되면 두뇌 조직이 괴사되어 뇌경색에 이를 수 있다.

우리 몸에 수분이 충분하지 않으면 혈액이 끈적해지고, 이것이 혈전이 되어 심장마비의 원인이 되기도 한다. 건강해 보였던 사람이 사우나를 하다가 갑작스레 뇌졸중으로 쓰러지는 경우가 있는데, 체내 수분 부족으로 끈적해진 혈액이 두뇌의 혈관을 막아서 일어난 일이다.

이런 증상은 여름철에 특히 주의를 기울여야 한다. 덥고 습기가 많은 날에는 땀을 많이 흘리면서 체내 수분이 빠르게 빠져나가기 때문이다. 만성질환을 앓고 있거나 혈액 순환이 원활하지 않은 노인이 이런 상태에 처하면 매우 위험해질 수 있다. 또 무더위에 시달리면 혈당 수치가 급격하게 오르고, 자율신경계에도 무리가 와 현기증이 생길 수 있다.

소화가 잘되지 않는 것도 수분 부족으로 나타나는 증상이다. 소화 과정에는 적지 않은 물이 필요한데, 수분 공급이 잘되지 않으면 당연히 소화도 잘되지 않는다.

허기를 지나치게 빨리 느끼는 것 역시 수분 부족이 원인일 수 있다. 갈증을 배고픔으로 착각할 수 있어서다. 예를 들어 운동을 하면서 물을 충분히 마시지 않으면 우리 몸은 우선 당질을 사용하는데, 이때 사용한 당질을 보충하기 위해 탄수화물을 원하게 된다. 따라서 운동 직후에 갑자기 배가 고프다면 허겁지겁 식사를 하기보다 차분하게 물 한 잔을 마시는 것이 수분 부족으로 인한 배고픔을 해소하는 데 훨씬 효과적이다.

이유 없이 피로하거나 만성피로증후군을 겪고 있다면 물을 마시는 것이 도움이 된다. 체내 수분이 부족하면 신진대사가 원활하게 이뤄지지 않아 에너지가 생기지 않기 때문이다. 잠을 충분히 잤는데도 불구하고 계속 졸음이 쏟아지는 증상 역시 탈수가 원인이다. 그러니 이럴 때는 잠을 깰 목적으로 커피나 에너지 음료를 마시는 것보다 물 한 잔을 마시는 것이 훨씬 더 몸에 이롭다.

변비가 생기는 것도 장내 수분 부족으로 변이 딱딱하게 굳기 때문이다. 변비는 전 인구의 5~20%가 겪는 흔한 질병이다. 특히 다이어트를 하면 변비가 심해지는데, 식사량과 함께 식이섬유 섭취량이 줄어들면서 변비가 악화된다. 이럴 땐 아침 공복에 물 한 잔을 마시면 장운동에 도움을 줘 변비 해소에 좋다.

다만, 심한 만성변비는 물을 많이 마셔도 완전히 해소되지 않는다. 상당량의 수분이 소변으로 배설되기 때문이다. 이럴 땐 충분한 물 섭취와 함께 미역, 다시마, 톳, 김 등을 함께 먹으면 만성변비 해소에 도움이 된다.

소변 색깔이 짙어졌다면 탈수 증상을 의심해야 한다. 물론 소변 색깔이 짙어지는 것이 꼭 탈수 증상 때문만은 아니다. 간에 문제가 생기면 노란빛을 띠는 담즙 색소의 하나인 빌리루빈의 수치가 높아진다. 소변으로 빌리루빈이 배출되면 소변 색깔이 짙은 노란색이 된다. 음식을 짜게 먹거나 비타민B군을 과도하게 섭취했을 때도 소변 색깔이 짙어진다. 이런 경우가 아니라면 수분 부족이 원인이다. 체내 수분이 충분한 사람의 소변은 옅은 레몬색을 띤다. 소변 양이 줄어든 것도 수분 섭취와 관련이 있다. 체내 수분이 부족하면 신장이 제대로 기능하지 못해 소변 양이 줄어든다.

입에서 구취가 나는 경우도 수분 부족 때문일 수 있다. 수분이 부족하면 입안이 건조해지고 입 냄새도 심해진다. 충치 때문에 구취가 생길 수도 있지만, 그렇지 않은 경우라면 물을 마셔야 한다.

근육 경련도 수분 부족의 신호이다. 혈액 내 액체는 나트륨과 단백질, 수분으로 구성되어 있다. 수분이 부족하면 혈액이 걸쭉해지고 순환이 원활하게 되지 않는다. 이때 인체는 상대적으로 혈액이 더 필요한 곳에 집중적으로 혈액을 공급하느라 특정 부위에는 혈액을 공급하지 않는데, 대표적인 부위가 근육이다. 따라서 수분 부족으로 혈액이 적어지면 근육 경련이 일어날 수 있다.[6]

피부에도 문제가 생길 수 있다. 체내 수분이 부족하면 세포가 마르고 피부 노화도 빠르게 진행된다. 피부를 건강하게 가꾸기 위해 다양한 화장품을 사용하는 것도 좋지만, 먼저 물을 충분히 섭취해서 몸이 원하는 만큼 수분을 보충해주어야 화장품도 제 효과를 발휘한다.

물이 부족할 때
인체가 보내는 SOS 신호

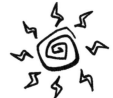

만성탈수의 신호들

체내 수분이 2% 부족한 상태가 3개월 이상
지속되는 것을 만성탈수라고 한다.

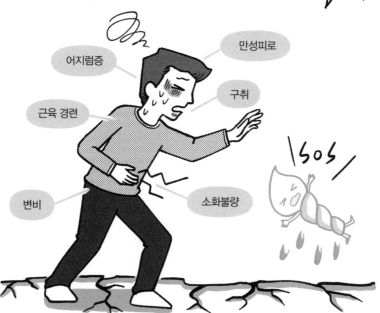

체내 수분이 2%만 부족해도 인체의 대사 과정에 문제가 생기기 시작한다.

소변이 노란색을 띤다면
이미 어느 정도
탈수가 진행된 거예요!

체내 수분 부족량에 따른 몸의 변화

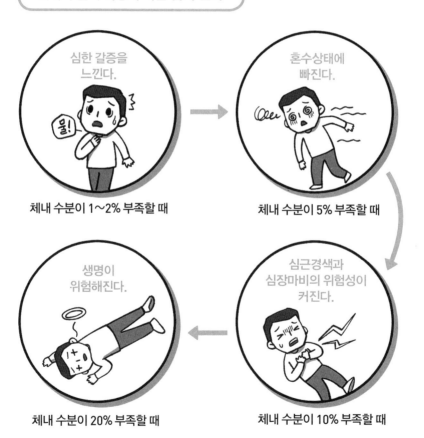

심한 갈증을 느낀다.

물!

체내 수분이 1~2% 부족할 때

혼수상태에 빠진다.

체내 수분이 5% 부족할 때

생명이 위험해진다.

체내 수분이 20% 부족할 때

심근경색과 심장마비의 위험성이 커진다.

체내 수분이 10% 부족할 때

물의 놀라운 해독력과 미세먼지 배출 효과

현대인은 각종 독소에 무방비로 노출되어 있다. 호흡을 할 때 산소와 함께 들이마시는 황사와 미세먼지, 각종 대기오염물질, 식품 속 첨가물, 생활용품 속 독성화학물질, 중금속 등 건강을 위협하는 요소가 한두 가지가 아니다. 몸속에 쌓인 이런 독소들을 모두 제거하는 것은 어려운 일이지만, 물을 자주 마시면 체내 순환이 원활해져서 각종 독소 배출은 물론 혈중 중금속 농도를 낮추는 데 큰 도움이 된다.

한의학에서는 '옛사람들은 물이 건강의 근본임을 알고 병이 나면 먼저 정갈한 물을 마셔 몸 안의 찌꺼기를 씻어내고, 그래도 병이 차도가 없을 경우 약을 썼다'고 전해진다. 이 말은 곧 물이 인체 전반을 치료하는 약에 버금가는 효능을 지녔음을 의미한다.

　물은 황사와 미세먼지 제거에도 탁월한 효과가 있다. 물을 충분히 마시지 않으면 호흡기 점막이 건조해져서 황사 속 유해물질의 침투와 축적이 쉬워진다. 하지만 물을 충분히 마시면 유입된 황사가 폐와 기관지로 들어가기 전에 식도를 거쳐 위, 장, 항문으로 자연스럽게 배출된다.

　미세먼지는 폐 조직에 직접적인 영향을 미치고, 면역세포를 자극해 국소 염증을 일으키는 것은 물론 심혈관계, 뇌신경계에까지 부정적인 영향을 미치는 위험한 물질이다. 미세먼지 중에서도 크기가 아주 작은 초미세먼지는 우리 몸의 순환계로 직접 침투하기도 한다. 이러한 초미세먼지로부터 자신을 지키려면 마스크 착용이 필수이지만, 물을 충분히 마셔서 초미세먼지가 몸 밖으로 배출되게 하는 노력도 꾸준히 해야 한다.

　체내 수분이 부족하면 소변 속 발암물질 농도가 높아지면서 장시간 방광 점막과 접촉해 방광암 발병률이 높아진다. 또 대변의 대장 통과 시간이 늘어나 대장암 발병을 촉진할 수 있다. 그러나 물을 충분히 마셔서 체내 노폐물과 독소를 배출하면 방광암과 대장암 예방에 도움이 된다.

다이어트에는
충분한 물 섭취가 필수

다이어트의 기본은 음식 섭취량을 줄이는 것이다. 음식 섭취량을 줄이다가 심지어 물 섭취량까지 줄이는 사람이 있는데, 이는 현명하지 못한 방법으로 정반대의 결과를 낳는다. 물을 많이 마시지 않기 때문에 비만해지고, 물을 마시기 시작하면 오히려 체중이 줄어드는 결과를 얻을 수 있다. 조사에 의하면 과체중으로 시달리는 사람들의 경우 물 섭취량이 현저히 적다는 사실이 밝혀졌다.

체중이 많이 나갈수록 물을 충분히 마셔야 한다. 체중이 많이 나가면 움직일 때 더 많은 에너지가 소모되고 땀도 더 많이 흘려서 정상 체중인 사람보다 탈수 현상이 더 빠르게 진행된다. 만약 물을 제대로 마시지 않아 탈수 상태가 지속되면 수분이 부족함에도 갈증을 느끼지 못하고 배가 고픈 것으로 인식한다. 그 결과 음식을 더 먹고 체중 조절에 실패하는 악순환을 겪게 된다.

다이어트에 성공하려면 물을 충분히 마셔야 하는 이유는 또 있다. 급격히 체중을 줄이면 정작 빼려고 했던 지방은 빠지지 않고 다량의 수분이 먼저 빠진다. 체중은 체내 장기의 무게, 온몸을 순환하는 체액의 무게, 아직 배출되지 않은 음식물 찌꺼기 무게의 총합이다. 만약 탄수화물 섭취를 줄이는 다이어트를 하면 체내 글리코겐이 소실되는데, 이때 많은 양의 수분이 동시에 빠져나간다. 글리코겐은 간이나 근육에 존재하는 저장 다당류로, 수분을 함유하고 있기 때문이다. 글리코겐이 빠져나가면서 수분도 함께 빠져나가니 당장 체중이 줄어들어 사람들은 '다이어트가 되고 있다'고 착각한다. 우리 몸에 꼭 필요한 수분이 빠져나가 위험한 상황에 처한 것도 모르고 말이다.

물은 열량이 전혀 없어 아무리 많이 마셔도 살이 찌지 않는다. 그러니 살찔 걱정은 버리고 물을 식간에 마셔서 포만감을 유지하자. 그러면 식사량을 줄일 수 있다. 물은 식욕을 억제하는 것은 물론, 신진 대사를 원활히 해서 섭취한 열량을 소모하는 데도 효과적이다. 다만, 지나치게 많은 물을 식간에 마시면 음식물 소화에 좋지 않으니 적당량 마셔야 한다.

또한 물은 음식물이 지방으로 변하는 것을 막는 역할을 한다. 음식을 섭취하면 에너지로 전환되고, 전환된 에너지는 글리코겐으로 저장된다. 글리코겐은 반드시 수분과 함께 저장된다. 만약 체내 수분이 부족하면 음식물이 에너지로 전환되는 과정에서 완전히 전환되지 않고 '글루코스' 형태로 혈액 속에 남게 된다. 문제는 이것이 간에서 체중을 늘리는 지방의 형태로 바뀐다는 점이다. 그러나 물을 충분히 섭취하면 음식물이 에너지로 완전히 전환되어 글루코스가 지방으로 전환되는 것이 차단되기에 지방이 늘어날 이유가 없어진다.

체내에 들어온 물은 축적된 지방을 없애는 데도 효과적이다. 지방이 줄어들기 위해서는 '지방연소효소'가 잘 활동해야 하는데, 물이 지방연소효소의 활동을 촉진하는 역할을 한다. 결국 물을 충분히 섭취하면 다이어트의 절반은 성공한 것이나 다름없다.

두뇌 기능과 정서 안정에도
수분이 관여한다

　인체에서 두뇌의 역할은 아무리 강조해도 과하지 않다. 이와 더불어 두뇌에서 물의 역할 역시 간과해서는 안 된다.

　두뇌의 70~80%가 수분으로 이루어져 있고, 뇌척수액에 잠겨 있는 상태다. 따라서 두뇌는 체내 수분량에 극도로 민감하다. 체내에 물이 공급되면 가장 먼저 두뇌로 가서 심신을 안정시키는 역할을 한다. 두뇌의 중요한 역할 중 하나는 감정과 정서 조절로, 수분이 부족하면 우리의 감정과 정서 상태가 흔들릴 수 있다.

　정서가 불안정할 때 나타나는 가장 특징적인 증상이 짜증이다. 인체가 수분 부족을 감지하면 수분이 더 줄어들 것을 대비해 두뇌의 활동을 급격히 줄이는데, 그 영향으로 마음에 들지 않거나 자신의 생각과 다른 상황에 맞닥뜨리면 정상적인 인내력이 작동되지 않고 불안과 짜증이라는 감정이 작동한다. 이는 2011년에 실험을 통해서 밝혀졌다. 젊은 여성 25명을 대상으로 실험을 했는데, 운동을 하거나 이뇨제를 복용해 체내 수분이 부족해지자 집중력이 떨어지고 짜증을 부리기 시작했다. 그런데 그들의 몸에서 부족한 수분은 단 1%에 불과했다.[7]

실제 화가 많이 난 사람에게 물 한 잔을 권하면 화가 다소 누그러지는 경우도 있다. 수분 부족으로 불안정해진 정서는 물을 마시면 누그러들기도 하는데, 이는 체내에 빠르게 흡수된 물이 두뇌로 보내지고 이로써 심신이 안정되었기 때문이다.

정서가 안정되지 않으면 업무 능력이 저하될 수도 있다. 유럽의 한 생수회사에서 회사 100곳의 직장인들을 대상으로 조사했더니 체내 수분이 2%만 부족해도 업무 효율성이 현저하게 떨어졌으며 무기력한 증상을 보였다. 이는 우리 몸의 생리 과정 때문이다. 혈액 등의 체액은 단 1초도 쉬지 않고 끊임없이 순환하며 노폐물을 배출하고 영양을 공급받지만, 물이 부족하면 순환 과정에 문제가 생겨서 피곤과 무기력감이 나타나는 것이다.

이러한 증상은 아이들에게서도 나타난다. 물을 충분히 섭취하면 혈액 순환이 잘되어 두뇌에도 영양분이 잘 공급되지만, 체내 수분이 부족하면 에너지 대사가 방해받고 스트레스를 피하고자 하는 회피반응이 촉진되어 신경질과 짜증이 평소보다 더 늘어난다. 또한 수분 부족이 지속된 아이는 학습력이 낮고 성격에도 영향을 미칠 수 있다. 하지만 수분을 적절하게 섭취하면 정서가 안정되고, 에너지 대사가 좋아지며, 노폐물이 빨리 배출되어 소아비만이 예방되는 효과까지 얻을 수 있다.

인체 대사에 도움을 주는 물

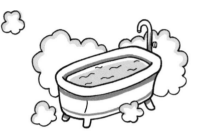

독소 배출

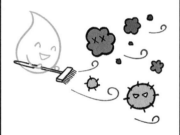

물은 몸속에 쌓인 독소를 배출하고, 호흡기 점막이 건조해지는 것을 방지해 황사와 미세먼지가 몸 밖으로 원활하게 배출되도록 도와준다.

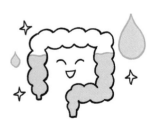

암 예방

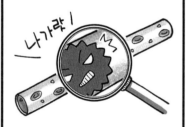

물 섭취가 부족하면 소변 속 발암물질 농도가 높아지면서 장시간 방광 점막과 접촉해 방광암 발병률이 높아진다. 또 대변의 대장 통과 시간이 늘어나 대장암 발병을 촉진할 수 있다. 그러나 물을 충분히 마셔서 체내 노폐물과 독소를 배출하면 방광암과 대장암 예방에 도움이 된다.

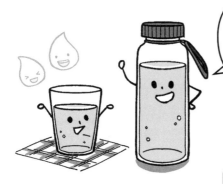

충분한 수분 섭취는
몸의 신진대사에
도움이 됩니다!

두뇌 기능과 정서 안정

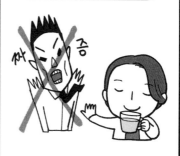

두뇌는 체내 수분량에 극도로 민감하게 반응한다. 체내 수분이 부족해지면 우선 짜증이 나는데, 이는 두뇌가 수분이 부족할 때를 대비해 활동을 급격히 줄이기 때문이다. 정서가 안정되지 않으면 대인관계와 업무 효율성에서도 취약해지기에 평소 수분을 충분히 섭취해야 한다.

다이어트 효과

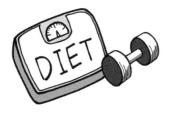

과체중일수록 정상 체중인 사람보다 더 많은 에너지를 소모하고 땀을 많이 흘리기에 탈수가 더 빨리 진행된다. 그래서 다이어트를 할 땐 물을 충분히 마셔야 한다.
또한 갈증을 배고픔으로 착각하지 않도록 물을 충분히 섭취해 포만감을 유지하는 것이 중요하다. 그러면 음식 섭취가 줄어들어 다이어트와 비만 예방에 도움이 된다.

PART 2

**몸에 좋은 물,
몸에 나쁜 물**

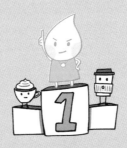

물이 우리에게 얼마나 중요한지는 1장에서 충분히 이해했을 것이다.
그러면 어떤 물이든 충분히 마시면 되는 걸까?
무조건 깨끗한 물을 골라 마셔야 할까? 깨끗한 물이란 무엇일까?
하지만 '깨끗한 물'은 깨끗할 수는 있어도
몸에 전혀 도움이 되지 않는, 심지어 해를 끼치는 물일 수도 있다.
가장 대표적인 것이 역삼투압 방식으로 정수된 물이다.
역삼투압 방식으로 정수를 하면 각종 유해물질과 함께 몸에 유익한 미네랄까지
완전히 걸러내기에 자연이 주는 약인 미네랄을 전혀 섭취할 수 없게 된다.
이러한 물을 자주 마실 경우 각종 질병에 걸릴 가능성이 커지고,
심지어 암 발병률이 높아질 수 있다.
그렇다면 몸에 좋은 물은 무엇일까? 하나씩 알아보자.

우리 몸을 변화시키는 물,
약알칼리수

인체는 호흡을 통해 산소를 흡입하고, 그 산소의 약 2%가 활성산소로 변하는 메커니즘을 갖고 있다. 우리가 생명을 유지하는 한 활성산소는 끊임없이 만들어진다.

활성산소는 우리 몸에서 양면적인 작용을 한다. 면역체계 강화, 근육 재생은 물론, 세포 신호 전달과 항상성 유지에 반드시 필요한 산화환원 신호의 매개체가 되어 우리 몸을 보호하는 반면, 세포를 산성화시켜서 암, 고혈압, 동맥경화, 아토피피부염, 간질환, 뇌졸중, 스트레스성 위염, 천식, 당뇨병 등 다양한 만성질환을 유발하기도 한다.

활성산소의 양면성을 나열하고 보니 활성산소의 해가 더 커 보인다. 하지만 이는 활성산소의 농도가 높을 때의 얘기다. 활성산소의 체내 농도가 적절하면 유익한 작용을 하기 때문이다. 그래서 활성산소는 체내 농도를 높이지 않는 것이 무엇보다 중요하다.

그러면 필요 이상으로 생겨나는 활성산소를 효과적으로 제거할 방법은 무엇일까?

가장 좋은 방법은 항산화 식품을 섭취하는 것이지만, 가장 간단하면서 효과도 좋은 방법은 물을 가려 마시는 것이다. 일본 규슈대학교 대학원 유전자원공학팀의 시라바다케 교수는 그 답이 '약알칼리수'에 있다는 실험 결과를 발표했다. 약알칼리수는 pH 7.5~8.5의 물이다. 실험에서 '슈퍼옥사이트'라고 불리는 활성산소 발생 장치에 약알칼리수를 투여했더니 활성산소가 제거되었다고 한다.

서울대학교병원의 환자 테스트에서는 약알칼리수가 변비에 도움이 된다는 사실이 입증되었다. 당시 최규완 박사는 최소 4년에서 최대 30년간 변비를 겪어온 만성변비 환자 8명에게 약알칼리수를 약 4주간 마시게 했다. 그 결과, 8명 가운데 6명의 환자가 배변 시 불쾌감이 사라지고 배변 횟수도 뚜렷하게 늘어났다. 반면, 변비가 없는 환자들은 별다른 변화가 없었다.

약알칼리수가 변비를 포함한 각종 질병에 효험이 있음을 증명한

실험도 있다. 일본 '새로운 물 연구회'의 하야시 히데미쓰 박사는 일본인들을 대상으로 약알칼리수에 대한 임상실험을 진행했다. 그 결과 약알칼리수의 다양한 건강 효과가 확인되었으며, 그 내용을 다음과 같이 발표했다.

- 당뇨병 환자의 혈당 안정화
- 간질환 환자의 간 기능 조기 개선
- 위십이지장궤양의 개선과 재발 예방
- 고혈압 및 저혈압의 개선
- 천식·두드러기·아토피피부염 등 알레르기질환의 개선 및 치유
- 만성변비의 조기 치유
- 신경성 설사의 개선

또한 하야시 히데미쓰 박사는 악취가 나는 변 역시 물이 원인이라며 다음과 같이 설명했다.

"변에서 악취가 나면서 변이 검고 딱딱하다면 위암이나 간암으로 언제 쓰러질지 모른다는 사실을 알아야 한다. 변이 악취를 풍기는 것은 섭취한 음식물이 소화관 내 미생물군에 의해 부패되고 발

효됐기 때문이다. 악취가 심하고 더러운 변이 되거나 냄새가 없고 깨끗한 변이 되는 것은 소화관 내 미생물군의 서식 환경이 좋은지 나쁜지에 의해 좌우된다. 만일 신선한 음식을 섭취했는데도 악취가 나는 변을 배설한다면 마시는 물과 조리용 물에 문제가 있다고 봐야 한다."[8]

인체는 '섭취-소화-배설'의 순환을 통해 체내 노폐물과 독소를 몸 밖으로 배출해야 건강을 유지할 수 있다. 약알칼리수는 이러한 순환을 도와 우리 몸을 최적의 상태로 만들어준다.

우리 몸이 원하는
미네랄이 풍부한 물

　인체를 구성하는 데는 총 54종의 원소가 필요한데, 그중에서 50종이 '미네랄'이다. 무기질 또는 무기염류로도 불리는 미네랄은 체내 비중이 체중의 4~5%에 불과하지만 신진대사를 조율하는 중요한 영양소다.

　미네랄은 특히 인체에서 가장 중요한 장기인 두뇌를 보호하는 역할을 한다. 캐나다에서 실험한 결과, 미네랄을 충분히 섭취하면 알츠하이머나 파킨슨병의 원인이 되는 뇌세포의 손상 비율이 줄어들고 두뇌의 나이도 한 살 정도 젊어지는 것으로 나타났다.

　미네랄 부족 상태가 장기간 지속되면 인체는 약 900가지의 질병에 노출된다. 미국의 화학자 라이너스 폴링은 "모든 질병은 한두 가지 미네랄만 결핍되어도 생길 수 있다"고 발표했다. 실제로 미네랄이 부족하면 심혈관, 호흡기, 피부, 눈 등의 기관에 질병이 생기는 것은 물론 암과 노화가 촉진될 수 있다. 또한 아토피피부염, 천식, 알레르기성비염, 결막염, 음식 알레르기, 두드러기 등과 같은 면역질환이 생기기도 한다.

미네랄은 영양 공급과 해독까지 하는 인체의 필수 영양소

미네랄의 가장 큰 특징은 3대 필수 영양소인 탄수화물, 지방, 단백질이 우리 몸에서 잘 분해되고 합성되도록 돕는다는 점이다. 한마디로 탄수화물·지방·단백질은 '타는 영양소'이고, 미네랄은 이 영양소들이 잘 타게끔 불쏘시개가 되는 '태우는 영양소'이다. 따라서 3대 필수 영양소는 반드시 미네랄과 결합되어야 그 효과를 발휘할 수 있다.

미네랄은 단독으로 작용하지 않고 체내의 다른 미네랄이나 호르몬, 비타민들과 상호작용하는 특징이 있다. 즉 미네랄이 충분히 공급되지 않으면 호르몬, 비타민도 효과적으로 작용할 수 없다. 문제는, 미네랄은 체내에서 합성할 수 없기에 반드시 음식물로 섭취해야 한다는 점이다.

물에도 미네랄이 들어 있다. 인체에 들어온 물은 수소와 산소로 분해되고 영양분을 빠르게 세포 속으로 옮겨주는데, 그 사이 미네랄이 인체에 자연스럽게 흡수되며 다른 영양소들의 흡수를 돕는다. 미네랄은 인체의 해독 과정에도 관여해 세포가 활동할 때 생기는 암모니아와 탄산가스를 배출시키기도 한다.

이처럼 미네랄은 인체에서 '영양 공급과 해독'에 꼭 필요한 영양소이다. 그래서 미네랄을 단백질, 지방, 탄수화물, 비타민과 함께 5대 영양소로 분류한다.

인체에 꼭 필요한 대표 미네랄

그러면 우리가 꼭 챙겨 먹어야 하는 미네랄은 무엇일까? 각각의 미네랄이 우리 몸에서 어떤 일을 하고, 부족할 때 나타나는 증상은 무엇일까? 하나씩 알아보자. 이 내용을 참고하면 지금 내 몸에 부족한 미네랄이 무엇인지도 알 수 있다.

■ 칼슘(Ca)

대부분 뼈와 치아를 만드는 데 사용되지만 1% 가량은 혈액을 타고 돌면서 혈관 확장과 인슐린 분비를 돕고 근육이나 신경의 기능을 조절하고 혈액응고를 돕는다. 그러나 혈중 칼슘이 필요 이상으로 많으면 특정 조직이나 기관에 쌓이면서 석회질이 생길 수 있다.

칼슘이 부족하면 고혈압과 당뇨병이 생길 수 있고, 골질량이 감소해 구루병, 골연화증, 골다공증, 발육장애 등이 생길 수 있다.

■ 마그네슘(Mg)

신경에 작용하여 흥분을 가라앉히고, 초조함·긴장감을 덜어줌으로써 정신을 안정시키며, 기억력 강화에도 도움이 된다.

마그네슘이 부족하면 대부분 신경계 증상인 근육 경련과 근육 강직, 삼키기 어려운 증상, 의식장애, 신경과민, 불안증, 어지럼증, 우울증, 불면증 등이 생긴다. 눈꺼풀 떨림 현상은 마그네슘 부족을 알려주는 대표적 증상이다.

■ 칼륨(K)

세포의 신진대사, 심장의 자율운동 유지, 근육 수축과 이완, 탄수화물의 소화 흡수, 단백질 합성, 나트륨과 함께 수분 조절 및 산·알칼리 균형 조절 등 전반적인 생명활동에 관여하므로 부족해지지 않도록 신경을 써야 한다.

칼륨이 부족하면 부정맥, 식욕부진, 근육 경련, 변비, 피로감, 무력증, 저혈당증이 생길 수 있다.

■ 나트륨(Na)

체액을 조절하고, 칼륨과 함께 수분 조절 및 산·알칼리 균형을 조절한다. 특히 신경을 자극하기 때문에 근육의 수축에 꼭 필요하고 위액 생성과 산소 운반에도 깊이 관여한다.

나트륨이 부족하면 삼투압의 균형, 신경 기능, 세포 기능에 이상이 생기고 구토, 호흡장애, 무력증이 생길 수 있다.

■ 규소(Si)

손발톱, 치아, 뼈, 혈관 등 인체의 모든 조직과 장기를 구성하는 성분이며, 혈관의 상처를 재생시키는 재료가 된다. 면역력 증강, 체내 노폐물 배출의 기능을 하며, 정신활동에도 관여해 인지 기능의 저하를 억제하는 효과가 있다. 최근의 연구 결과에 따르면, 뼈를 튼튼하게 하는 작용이 칼슘보다 뛰어나다고 한다.

규소가 부족하면 각종 질병이 생기고 노화를 촉진한다. 또한 건

망증, 인내력 부족, 골다공증이 심화될 수 있다.

■ 아연(Zn)

인슐린을 조절하는 매우 중요한 물질이다. 탄수화물과 단백질의 대사 등에 관여하는 200여 종의 효소에 작용하고, 호르몬의 생산과 분비, DNA의 합성, 두뇌 발달과 성장, 뼈 형성, 근육의 회복과 성장, 상처 재생의 역할을 한다.

아연이 부족하면 성장 지연, 식욕부진, 근육 약화가 생길 수 있으며, 감염에 대한 저항력이 감소할 수 있다.

■ 인(P)

세포의 기능에 깊이 관여하며, 에너지를 생산하고 저장하는 데 꼭 필요한 물질이다.

인이 부족하면 에너지 생성과 비타민B군의 활성화에 문제가 생긴다. 성인의 골연화증, 성장기 어린이의 구루병, 신경 및 두뇌의 기능장애를 가져올 수도 있다.

■ 철분(Fe)

혈액을 만드는 주요 물질이다. 헤모글로빈(혈액단백질)은 철분이 없으면 만들 수 없으며, 헤모글로빈이 체내 곳곳에 산소를 운반해 주지 않으면 인체는 큰 위험을 겪게 된다.

철분이 부족하면 빈혈, 현기증, 권태감, 피로감, 구강 염증, 면역력 저하, 운동 기능 저하 등이 생길 수 있다.

■ 망간(Mn)

에너지, 근골격계, 세포막의 형성에 꼭 필요한 물질이다. 해독 작용, 콜레스테롤의 대사, 혈액응고, 갑상샘 호르몬 생산에 매우 중요한 역할을 한다.

망간이 부족하면 고환 수축, 유즙 분비 저하, 체중 감소, 피부염, 구토 등이 생길 수 있다.

■ 구리(Cu)

헤모글로빈을 구성하는 데 꼭 필요한 물질이다. 콜라겐의 형성에 관여해 뼈와 연골, 피부조직을 유지하고 면역 기능을 높인다. 뇌 기능에도 관여하기 때문에 부족하면 급격한 감정 변화, 우울증, 폭력적인 성향이 나타날 수 있다. 이외에도 갑상샘 기능 저하, 허약 증세, 탈모, 빈혈, 동맥경화 등이 생길 수 있다.

■ 아이오딘(요오드, I)

해조류에 많이 함유되어 있다. 갑상샘 호르몬 생산에 중요한 역할을 한다. 갑상샘 호르몬은 세포 기능과 신진대사, 체온 유지, 혈당 조절에 관여한다. 특히 성장기 어린이의 두뇌와 다른 기관들의 정상적인 발달을 돕는다.

아이오딘이 부족하면 갑상샘에 이상이 생길 수 있고, 여성의 불임과 난임, 어린이의 두뇌 발달과 지능 발달 저해, 신생아의 정신 발달과 신체 발육이 지연될 수 있다.

■ 크롬(Cr)

인슐린의 작용을 활성화해 혈당 조절에 관여한다. 지방 대사에 작용하고 혈압을 정상화하며, 고지혈증을 예방하는 역할도 한다. 미국에서 연구한 결과 크롬을 충분히 섭취한 사람은 그렇지 않은 사람에 비해 심장마비의 위험성이 35%나 줄었다.

크롬이 부족하면 인슐린 작용 저하로 대사 기능에 나쁜 영향을 미친다. 그 결과 심혈관질환, 우울증, 저혈당증, 비만, 고지혈증 등이 생길 수 있다.

■ 셀레늄(Se)

강력한 항산화 작용으로 면역체계 강화, 생식력 증강 등의 생리적 기능에 관여하고, 신경계의 기능에도 영향을 미친다.

셀레늄이 부족하면 신경세포가 손상되어 돌이킬 수 없는 뇌 손상을 가져올 수 있다. 인지장애, 파킨슨병, 근육 약화, 성장장애, 혈관 협착, 노화 촉진 등이 나타나기도 한다.

■ 게르마늄(Ge)

산소 분자를 가지고 있어 '먹는 산소'라고도 불린다. 세포 내 산소 농도를 높여주어 인체의 대사 작용을 원활하게 한다. 암세포에서 전자를 빼앗아 암세포의 증식을 억제하는 역할도 한다.

게르마늄이 부족하면 산소 결핍으로 인한 질병과 각종 만성질환이 생길 수 있다.

■ 염소(Cl)

세포의 안팎에서 삼투압을 조절하며, 혈액의 산·알칼리 균형을 조절한다. 체내 노폐물을 배출하고 단백질 분해 효소를 활성화하며 비타민의 흡수를 촉진한다.

염소가 부족하면 구토, 설사, 부신피질성 질환이 생길 수 있고,

유아의 경우 혼수 등을 초래할 수 있다.

■ 유황(S)

단백질의 대사에서 필수적 역할을 한다. 살균 기능이 뛰어나서 피부 사상균 치료나 기생충 박멸에도 효과가 있다.

유황이 부족하면 인슐린 분비가 제대로 이뤄지지 않아 당뇨병이 생길 수 있으며, 기미나 발진이 생기고, 체질이 산성화된다.

■ 불소(F)

치아 구성의 중요 성분으로 충치 발생을 억제하고 치아의 강도를 높여준다. 또 골질의 경도를 높여 골절을 빠르게 회복시킨다.

불소가 부족하면 뼈가 약해지고 치주 질환이 생길 수 있다.

■ 코발트(Co)

비타민B$_{12}$를 구성하는 분자의 일부로, 효소의 구성 성분과 그 활성인자로 작용한다.

코발트가 부족하면 적혈구의 핵산이 만들어지지 않아 각종 혈액성 질환과 악성빈혈, 현기증, 어지럼증, 전신권태, 식욕부진, 우울증 등이 생길 수 있다.

부족한 미네랄을 보충하는 간단한 방법

　살펴봤듯, 미네랄은 인체의 특정 장기나 특정 기능에만 영향을 미치지 않는다. 심혈관질환, 호흡기질환, 피부질환, 눈질환, 알레르기질환, 정신질환, 암, 노화 등 대부분의 질병에 관여하기에 부족할 경우 전신 건강에 문제가 생길 수 있다.

　하지만 우리는 미네랄을 충분히 보충하기 힘든 환경에 처해 있다. 미네랄은 단연 땅에서 나는 채소와 곡식, 과일에 많이 함유되어 있지만 과도한 화학비료 사용과 연작으로 땅이 척박해지면서 땅으로부터 생산되는 미네랄의 양이 크게 줄어들었기 때문이다. 그렇기에 채소와 곡식, 과일을 일부러 챙겨 먹는 사람들조차 미네랄에 결핍되는 일이 생긴다. 게다가 환경오염으로 땅에 스며든 중금속이 채소와 곡식, 과일을 통해 체내로 유입되는 것 역시 미네랄 결핍을 유발한다.

　잘못된 식습관과 생활습관도 미네랄 결핍을 초래할 수 있다. '미네랄이 거의 없는 음식'인 인스턴트식품과 가공식품의 잦은 섭취, 음주와 흡연, 지속적인 스트레스 역시 체내 미네랄을 고갈시킨다. 이러한 식생활과 생활습관을 개선하면 문제가 해결될 테지만 바쁜 일상에서 습관을 바꾸는 건 쉽지 않은 일이다.

그러나 미리 실망할 필요는 없다. 지금의 상황에서 간단하게 해결할 수 있는 방법이 있기 때문이다. 그것은 바로 물을 충분히 섭취하는 것이다. 각종 미네랄이 함유된 물 말이다.

**플러스
건강정보**

아래 항목으로 체내 미네랄 부족 여부를 자가진단할 수 있다. 다음의 항목에서 자신에게 해당하는 항목이 3개 이상이면 '미네랄 부족'이고, 5개 이상이면 '미네랄 결핍' 상태로 판단할 수 있다.

- 자주 갈증을 느끼고 물을 자주 마신다. ☐
- 식사량을 조절하거나 운동을 해도 체중이 늘어난다. ☐
- 근육 경련이 자주 일어난다. ☐
- 피부가 거칠고 건조하다. ☐
- 의욕이 없어지고 짜증이 난다. ☐
- 피부 트러블이 자주 생긴다. ☐
- 손발과 몸이 전체적으로 차다. ☐
- 잠을 자고 일어나도 몸이 개운하지 않다. ☐

미네랄이 풍부한 물을 마시자

자연이 준 약, 미네랄

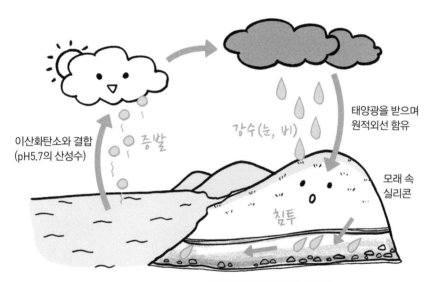

이산화탄소와 결합
(pH5.7의 산성수)

증발

강수(눈, 비)

태양광을 받으며
원적외선 함유

모래 속
실리콘

침투

1,000년 동안 광석층을 거치며
미네랄을 함유 (pH7.4의 약알칼리수)

자연이 만든 물에는 칼슘, 마그네슘, 칼륨, 나트륨 등 다양한 미네랄이 충분히 들어 있다. 물은 미네랄이 있는지 여부에 따라 몸에 좋은 물과 나쁜 물로 나뉜다. 미네랄은 영양분을 세포 속으로 운반하고 체내 해독 과정을 돕기에 단백질, 지방, 탄수화물, 비타민과 함께 5대 영양소라고 불린다.

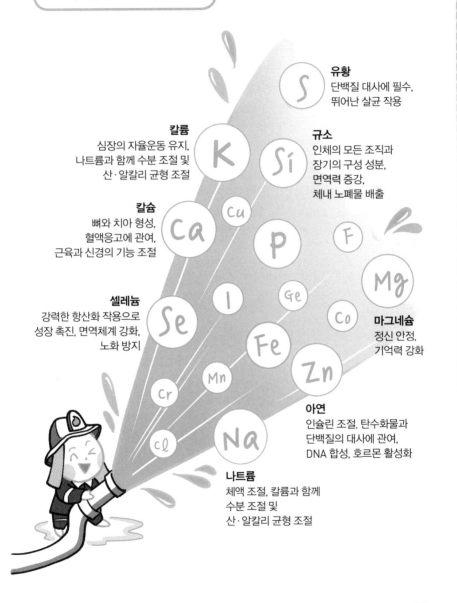

유황
단백질 대사에 필수,
뛰어난 살균 작용

칼륨
심장의 자율운동 유지,
나트륨과 함께 수분 조절 및
산·알칼리 균형 조절

규소
인체의 모든 조직과
장기의 구성 성분,
면역력 증강,
체내 노폐물 배출

칼슘
뼈와 치아 형성,
혈액응고에 관여,
근육과 신경의 기능 조절

셀레늄
강력한 항산화 작용으로
성장 촉진, 면역체계 강화,
노화 방지

마그네슘
정신 안정,
기억력 강화

아연
인슐린 조절. 탄수화물과
단백질의 대사에 관여,
DNA 합성, 호르몬 활성화

나트륨
체액 조절, 칼륨과 함께
수분 조절 및
산·알칼리 균형 조절

미네랄이 없는 물이
독이 되는 이유

　'물은 깨끗하면 되지, 미네랄이 들어 있는 물을 꼭 골라 마셔야 하나?' 하고 의문을 제기하는 사람들이 있다. 그런데 '미네랄이 없는 물'을 마시면 우리 몸은 면역력이 현저히 떨어져 질병과 싸울 힘을 잃는다.

　물론 미네랄이 없더라도 물은 갈증 해소라는 큰 역할을 한다. 하지만 갈증 해소만으로는 부족하다. 체내에 들어간 물은 세포의 바깥쪽을 채우는데, 미네랄이 없는 물을 마시면 역삼투압 현상에 의해 세포 안에 있는 미네랄이 세포 바깥쪽으로 빠져나간다. 따라서 미네랄이 없는 물은 당장의 갈증은 해소하지만 결국 체내 미네랄을 도둑질하게 된다. 우리 몸의 면역력이 약해지는 것은 이런 이유 때문이다.

산성수의 해를 입증한 연구들

한국물학회 김광영 박사는 실험 참가자들에게 역삼투압 방식으로 정수한 물(미네랄까지 걸러져 산성화된 물)과 미네랄이 풍부한 물을 마시게 한 후 혈액 검사를 했다. 그 결과 역삼투압 방식으로 정수한 물을 마신 사람의 백혈구는 심하게 응고되어 있었다. 백혈구는 인체가 병원균과 싸우는 주력 병사인데, 이들의 힘이 약화되었으니 적군과 제대로 싸울 리 만무하다.

또 다른 실험에서는 암세포가 미네랄이 없는 산성수를 좋아하는 것으로 나타났다. 어쩌면 이는 당연한 결과다. 암세포의 입장에서는 약한 적을 좋아할 수밖에 없고, 산성수는 약한 적을 만드는 좋은 조건이기 때문이다.

문제는 백혈구만이 아니다. 학계의 연구 보고에 의하면 산성수를 마시고 20분 뒤에 관찰해보면 적혈구들이 서로 엉겨 있었다. 적혈구는 인체의 구석구석에 산소를 공급하는 중요한 역할을 하는데, 산성수가 혈액을 더럽히고 적혈구의 상태를 나쁘게 만드는 등 혈액의 기능을 약화시키는 것이다.

산성수는 당뇨병에도 치명적인 것으로 나타났다. 연세대학교 의대 이규재 교수팀은 당뇨병이 있는 실험용 쥐를 두 그룹으로 나누어 일정 기간 역삼투압 방식으로 정수한 물과 미네랄이 충분한 물을 각각 투여했다. 그후 혈당 검사를 해보니 두 그룹의 혈당치가 현저하게 달라져 있었다. 이규재 교수는 이렇게 결론을 내렸다.

"산성수(증류수)와 미네랄이 포함되지 않은 물은 당뇨병 개선에 도움이 되지 않는다."

산성수는 임산부에게 치명적이다

임산부가 산성수를 마시면 태아에도 좋지 않다. 기본적인 발육은 태아 시기에 이루어지기 때문이다.

분당서울대병원 소화기내과 이동호 교수에 의하면, 임신 중에 산성수를 마시면 몸이 산성화되어 체내 균형이 깨져서 임산부는 물론 태아에게 치명적인 영향을 끼친다. 이러한 내용은 해외 석학들도 인정하고 있다. 국제물학회 미네랄연구팀의 잉그리드 로스버그 박사는 산성수와 산모의 건강 관계를 이렇게 설명한다.

"나는 임산부에게 절대 역삼투압 방식으로 정수한 물을 마시지 말라고 한다. 세포 바깥쪽을 미네랄이 없는 물이 감싸면 도리어 그 물이 세포 안의 미네랄을 **빼앗아가기** 때문이다. 실제로 산모가 미네랄이 부족한 물을 마시면 태아에게도 영향을 미친다는 연구 결과들이 발표되고 있으며, 산모가 이런 물을 마시면 안 된다는 것은 이미 몇 세대 전부터 알려진 내용이다. 일반적으로 암 환자들의 혈액과 체액이 산성이라는 점도 놀랍다."

상황이 이렇다 보니 일부에서는 인체에 치명적인 영향을 미치는 역삼투압 정수기 사용을 법으로 금지해야 한다는 의견도 있다. 물론 이는 다소 극단적인 주장이지만, 역삼투압 방식으로 정수한 물이 인체에 미치는 영향을 생각한다면 충분히 의미 있는 주장이다.

산성수는 이럴 때 필요하다

다만, 산성수가 도움이 되는 경우가 있는데, 바로 피부 미용이다. 건조한 피부 때문에 고생하고 있다면 산성수를 바르거나 산성수로 마사지를 하면 피부에 수분이 보충되어 건성 피부가 중성 피부로 변화한다. 살균력이 강하기 때문에 피부의 세균도 없애주고, 산성수로 머리를 감으면 머리카락에 윤기가 돈다. 거친 손을 부드럽게 하는 데도 산성수는 꽤 효과가 있다.[9]

아동용 장난감이나 식기 등을 세척할 때도 산성수로 하면 세제가 필요 없으며, 과일이나 채소를 산성수에 담갔다가 씻으면 농약이 제거되는 것은 물론 더 오래 싱싱하게 보관할 수 있다.

우리 몸에 득이 되는
수소수 & 수용성 규소수

몸에 좋은 물로 수소수와 수용성 규소수에 대해서도 알아둘 필요가 있다.

수소수는 체내 활성산소를 제거한다

산소(O_2)는 모든 생명체의 생명 유지에 반드시 필요한 물질로, 세포의 대사 작용과 에너지 생성 과정에 관여한다. 문제는, 산소가 몸속에 들어가면 활성산소로 변해서 독성을 띤다는 것이다. 건강 유지를 위해서는 활성산소가 적당히 있어야 하지만, 지나치게 많으면 세포나 조직을 손상시키고 각종 질병의 원인이 된다.

수소수란 물속에 수소 분자(H2)가 풍부하게 녹아 있는 물로, 과잉생산된 활성산소를 줄여주는 역할을 한다. 약 450여 편의 논문에서 수소수가 각종 질병을 예방하고 치료하는 것으로 밝혀졌으며, 2007년 〈네이처 메디신(Nature Medicine)〉에 소개된 바에 따르면 수소는 체내 활성산소인 하이드록실 라디칼과 선택적으로 결합해 배출된다. 결국 수소수는 몸속 유해 활성산소를 효과적으로 제거해 세포나 조직의 손상을 막고 각종 질병을 예방하고 개선하는 효과가 있다는 것이다.

수소수에 대한 사람들의 관심은 꾸준히 높아지고 있지만, 일부 업체들이 수소수의 과학적 원리를 지나치게 과장해서 제품을 판매하니 주의해야 한다. 실제 아토피피부염 치료와 관련한 광고를 식품의약품안전처가 과대광고로 적발한 일도 있었다.

수용성 규소수는 세포의 생성을 돕는다

규소가 인간의 건강에 중요한 물질이라는 사실은 19세기에 이미 밝혀졌다. 세균학의 원조이며 백신을 개발해 예방접종을 세상에 전파한 루이 파스퇴르는 "규소는 의학계에서 큰 역할을 할 것이다"라고 말했다. 비슷한 시기에 과학자 프르크루아와 보클랭은 '인간의 뼈에도 규소가 존재하며, 규소는 인간에게 필수 영양소이자 미네랄'이라는 사실을 밝혀냈다. 1939년 노벨상을 받은 독일의 생화학자 아돌프 부테난트도 '규소는 생명 발생에 결정적으로 관여하고 생명 유지에 필수적'이라고 봤다.

규소가 체내에 유입되면 상처난 세포가 복구되고 새로운 세포를 만드는 재료가 된다. 또 혈관을 복구하고 재생하는 역할도 한다. 인체의 면역력에서 흉선의 역할이 매우 큰데, 아기일 때는 튼튼하지만 노화가 진행되면서 서서히 약해진다. 규소는 이러한 흉선의 재생을 돕고 새로운 면역세포의 생성을 유도한다. 또 인체에서 규소가 포함되지 않은 장기와 조직은 거의 없어서 규소에 문제가 생기면 인체 전반에 문제가 생길 수 있다.

규소는 수용성 규소수를 꾸준하게 섭취함으로써 보충할 수 있다. 수용성 규소수는 질병을 예방하고, 건강을 회복시키며, 심지어 암 예방에도 효과가 있다.

산성수와 알칼리수 사용법

미네랄이 없는 물은 산성수

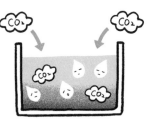

미네랄이 없는 물은 공기 중의 이산화 탄소(CO_2)를 빨아들여 산성화된다.

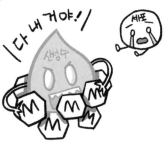

산성수가 인체에 들어가면 세포 속 미네랄을 빼앗아간다.

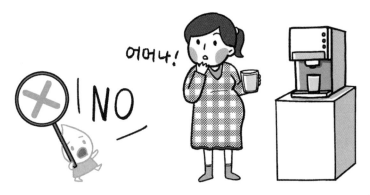

산성수는 임산부에겐 치명적이다. 임신 중에 산성수를 마시면 몸이 산성화되어 체내 균형이 깨져서 임산부는 물론 태아에게도 좋지 않은 영향을 끼치기 때문이다.

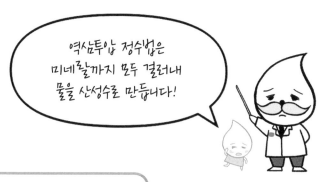

역삼투압 정수법은
미네랄까지 모두 걸러내
물을 산성수로 만듭니다!

산성수와 알칼리수 사용법

산성수

지혈과 살균 효과가 있어 목욕, 세면 시 사용하면 피부의 세균을 죽이고 수분도 보충해준다. 식기와 장난감 세척에 사용하면 세제가 필요없고, 과일이나 채소를 산성수로 닦으면 농약이 제거되고 싱싱하게 오래 보관할 수 있다.

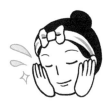
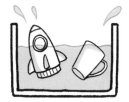
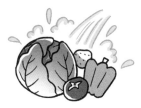

알칼리수

식수로 마시면 좋다. 밥을 짓거나 음식을 만들 때 사용하면 맛이 좋아지고, 차를 우릴 때 사용하면 맛이 깊어진다.

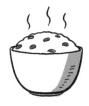
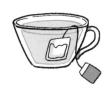

물을 대신할 수 없는
음료들

　우리는 매일 무언가를 마신다. 물을 비롯해 우유, 커피, 녹차, 각종 건강음료, 그리고 술도 마신다. 이렇게 많은 종류의 음료를 마시기에 우리 스스로 물이 부족하다는 생각을 잘 안 하는데, 사실 물을 제외한 음료들은 수분 섭취에 그리 도움이 되지 않는다.

　예를 들어, 우유나 건강음료를 마셨을 때 유효 성분이 세포에 온전히 전달되려면 그보다 더 많은 양의 수분이 필요하다. 커피는 카페인에 이뇨 작용이 있어서 마신 커피보다 2배나 많은 양의 수분을 소변으로 배출시킨다. 3,000㎖의 커피를 마셨다면 체내에 있는 6,000㎖의 수분을 빼앗아갔다는 의미이다.

음료와 차의 역설

음료를 마실 때 수분을 섭취한다고 생각하지만, 실제로는 정반 대다. 음료를 마시면 마실수록 갈증은 심해진다.

녹차와 옥수수차 등의 차도 마찬가지다. 예를 들어 2,000㎖의 물을 마시면 그중에서 소변으로 배출되는 양은 1,650㎖이다. 하 지만 같은 양의 녹차나 옥수수차를 마시면 소변으로 배출되는 수 분의 양은 각각 2,400㎖, 2,100㎖이다. 커피와 마찬가지로 마신 물보다 더 많은 양의 수분을 배출하는 것이다. 이외에 우엉차, 매 실차, 옥수수수염차, 둥글레차 등 자연식품을 활용한 건강음료들 역시 이뇨 작용을 촉진하기에 물을 대신할 수는 없다. 다만 현미차 와 보리차 등 곡물차는 물을 대신해 마셔도 괜찮다.

결과적으로 물 대신 음료를 마시면 더 갈증을 느끼게 되는 묘한 상황에 처하게 된다. 즉 그 어떤 음료도 물을 대신할 수 없으며, 음료 를 많이 마실수록 물도 더 많이 마셔야 한다는 결론에 이른다. 따라서 건강을 지키고자 한다면 음료보다는 미네랄이 풍부한 물을 충분 히 마셔야 한다. 이는 건강을 지키는 가장 기본적인 수칙이다.

성장기엔 물 섭취가 특히 중요

물은 성장기 어린이와 청소년에게 특히 더 중요하다. 한창 두뇌가 발달하고 몸의 골격이 완성되는 시기이기에 물의 필요량이 절대적이다. 하지만 아쉽게도 물 섭취가 가장 부족한 세대가 한창 성장 중인 10대다.

2021년 9월 한국영양학회가 발표한 〈국민 공통 식생활 지침 개정 연구〉에 따르면, 74세 이상의 여성을 제외하고 물 섭취량이 충분하지 않은 집단은 10대 청소년이었다. 12~18세의 청소년을 조사한 결과 전체의 75~84%가 물 섭취량이 적었다. 물을 충분히 섭취하는 10대는 전체의 16~25%에 불과했다.

그 대신 청량음료, 카페인 음료를 섭취하는 비중이 높았다. 특히 청소년의 65%가 카페인 음료를 하루에 한 잔 정도 마시는 것으로 밝혀졌다. 집중력이 좋아진다는 것이 이유였다. 하지만 카페인 음료를 과잉 섭취하면 수면장애, 위장질환, 공황장애, 심장마비 등이 올 수 있으며 성장 저하, 주의력결핍과잉행동장애(ADHD)가 나타날 수 있다.

세계보건기구(WHO)는 청소년에게 더 많은 물이 필요하다고 말한다. 14~18세의 청소년은 물을 성인보다 훨씬 많이 필요로 하므로 남자 청소년은 3.3 ℓ, 여자 청소년은 2.3 ℓ의 물을 매일 마실 것을 권장하고 있다. 이 정도의 물을 충분히 마시지 않으면 성장기의 세포분열과 성장에 필요한 물을 공급받을 수 없고 영양분이 세포에 제대로 전달되지 않는다.

청소년들의 부족한 물 섭취에 심각성을 느낀 경기도의 한 중학교에서는 56명의 학생들에게 6개월간 음료 대신 물을 마시게 했다. 그 결과 체지방과 체질량이 감소하고, 콜레스테롤도 줄어들었다. 또한 피로감도 적게 느끼고, 우울감·불안함·두려움 등의 정신적·정서적 문제들도 호전된 것으로 확인됐다.

탈수를 재촉하는 음료들

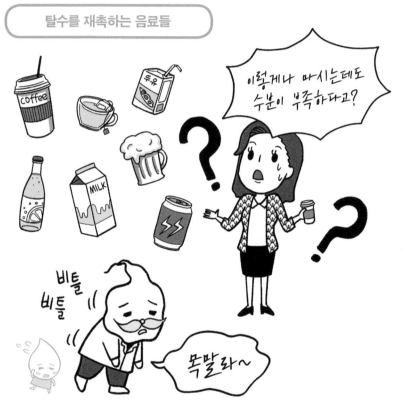

우리는 일상에서 끊임없이 무언가를 마시기에 수분을 충분히 섭취한다고 생각
하지만, 이는 착각이다. 물 외의 음료에 들어 있는 성분들은 마신 양보다 더 많
은 양의 수분을 몸에서 배출시키기에 수분 보충에 도움이 되지 않는다.

수분 섭취에 가장 적합한 것은 오직 '물'뿐입니다!

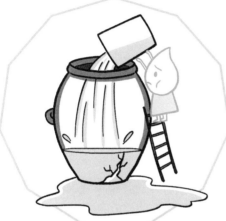

커피는 마신 양의 2배,
카페인이 많은 차는
1.5배의 수분을
소변으로 배출시켜
오히려 갈증을 유발한다.

성장기 어린이와 청소년은
한창 두뇌가 발달하고
몸의 골격이 완성되는
시기이기에 물을 성인보다
더 많이 마셔야 한다.
남자 청소년은 3.3ℓ,
여자 청소년은 2.3ℓ를
매일 마시기를 권장한다.

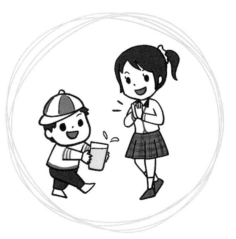

물 다음으로 좋은
수분 공급원은 과일과 채소

우유, 두유, 커피와 같은 음료는 결코 물을 대신할 수 없지만 과일과 채소는 물을 대신할 수 있다. 과일과 채소에는 수분이 다량 들어 있어서 꾸준히 챙겨 먹는다면 물 섭취에 크게 신경 쓰지 않아도 된다.

과일과 채소를 먹으면 수분이 우리 몸에 '천천히' 공급된다는 사실 또한 중요하다. 물은 마시면 직접적으로 체내에 수분을 공급하지만, 과일과 채소 속의 수분은 소화기를 거쳐야 하기에 물을 마시는 것보다 천천히 체내에 수분을 공급한다. 이는 아주 훌륭한 수분 공급법이다. 갈증이 심하다고 물을 벌컥벌컥 들이켜거나 여름에 찬물을 한

꺼번에 많이 마시면 '수분중독'에 걸릴 수 있기 때문이다. 즉 짧은 시간에 물을 갑자기 많이 마시면 인체는 저나트륨 상태가 되는데, 이때 세포가 부풀어 문제를 일으킬 수 있다.

예를 들어 뇌세포가 부풀면 뇌부종이 와서 의식을 잃거나 호흡 곤란 증상을 보일 수 있다. 실제로 외국에서는 '물 마시기 콘테스트'에 참석한 한 여성이 3시간 동안 거의 4ℓ의 물을 마시고 한 시간 뒤에 숨지는 사건이 발생했다. 과일이나 채소로 수분을 보충하면 이런 위험한 상황은 생기지 않는다.

수분 함량이 높은 대표적인 과일은 수박이다. 붉은 과육 부분에는 수분이 92%나 있고 면역력에 좋은 비타민C, 라이코펜, 베타카로틴도 풍부하다. 오이도 수분 공급원으로 좋은 채소다. 산에 오르는 사람들이 오이를 챙기는 것도 이 이유에서다. 비타민C도 풍부할 뿐더러 피부를 진정시키는 효과도 있어 등산 같은 야외활동에서 피부 건강까지 챙길 수 있는 최적의 식품이다. 토마토도 무려 94.5%가 수분이다. 토마토에는 베타카로틴, 루테인, 라이코펜이 들어 있다. 배추에도 수분이 많다. 게다가 비타민C 등 영양소가 풍부하고 식이섬유까지 많이 들어 있어 장 건강은 물론 면역력 강화에도 좋다. 이외에 딸기, 자몽, 브로콜리, 양배추, 시금치 등에도 수분이 많이 들어 있다.

수분 섭취를 돕는 차와 과일·채소들

물 대신 마셔도 괜찮은 차

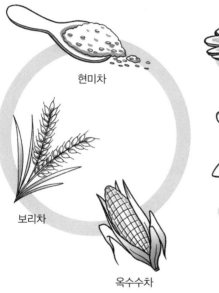

현미차

보리차

옥수수차

곡류로 만든 차는 물 대신 마셔
도 괜찮다.

물 대신 마시면 안 되는 차

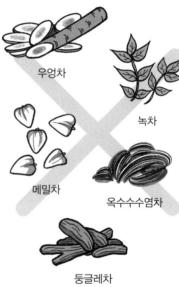

우엉차

녹차

메밀차

옥수수수염차

둥글레차

이뇨 작용을 촉진하거나 카페인
이 함유된 차는 물을 대신할 수
없다.

98

수분 섭취에 좋은 과일

수분 섭취에 좋은 채소

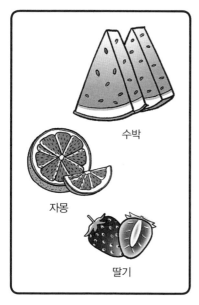

수박

자몽

딸기

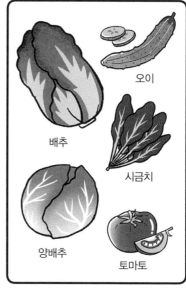

오이

배추

시금치

양배추

토마토

수분이 90% 이상 들어 있는 과일을 먹으면 비타민C 등의 영양소와 수분을 동시에 섭취할 수 있다.

수분이 많은 채소는 칼로리가 낮고, 씹는 신호를 두뇌에 전해 식욕을 낮춰준다.

PART 3

인체에 최적화된 물,
약알칼리수

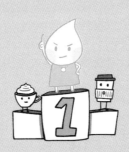

인체의 생명 유지에 꼭 필요한 미네랄은
몸속에서 합성되지 않기에 반드시 음식이나 물로 섭취해야 한다.
미네랄을 쉽고 빠르게 보충할 수 있는 방법은
미네랄이 풍부한 물을 마시는 것이다.
특히 1,000년의 세월 동안 자연이 만들어낸 미네랄워터는
다이어트에 도움이 되고 각종 질병을 막아내는 데 큰 역할을 한다.
미네랄이 풍부한 물은 무엇이며,
인체에 최적화된 물은 어떤 것인지 함께 알아보자.

좋은 물은
미네랄이 풍부한 약알칼리수

우리 몸에 좋은 물, 건강한 물은 단 두 가지만 기억하면 된다. 바로 물의 산성도를 나타내는 pH와 물속에 미네랄이 들어 있는지 여부다.

pH로 좋은 물 찾기

pH란 물에 녹아 있는 수소이온의 농도를 의미한다. 이 수치는 액체(용액)가 산성이냐, 중성이냐, 알칼리성이냐를 따지는 기준이 된다. 순수한 물은 25℃의 온도에서 pH가 7이다. 이는 산성도 알칼리성도 아닌 순수한 중성이라는 의미이다. pH가 7보다 낮은 건 산성이고, pH가 7보다 높은 건 알칼리성이다. 그 외에 위액은 pH1, 레몬은 pH2, 와인은 pH3, 커피는 pH5, 우유는 pH6, 베이킹소다는 pH8~8.5, 암모니아는 pH11, 비누는 pH12, 표백제는 pH13이다.

이러한 기준을 물에 적용하면 다음과 같이 분류할 수 있다.

25℃에서
- pH5.0 이하 : 산성수
- pH5.0~pH6.0 : 약산성수
- pH7.0 : 중성
- **pH7.1~pH8.5 : 약알칼리수**
- pH9~pH10 : 강알칼리수

물 중에서 우리 몸에 가장 좋은 것은 pH7.1~ 8.5의 약알칼리수이다. 그 이유는 세포나 혈액이 pH7.4의 약알칼리성을 띠고 있어 약알칼리수를 마셔야 몸이 균형 있게 작동하기 때문이다. 음식의 소화 흡수에도 약알칼리수가 가장 적합하다.

실제로 전문가들이 세계적인 장수촌의 식수를 조사한 결과 모두 약알칼리성을 띠고 있었다. 약알칼리수가 아닌 산성수, 약산성수, 강알칼리수는 인체에 해로운 물이라는 뜻이다.

미네랄 함량으로 좋은 물 찾기

물에 천연 미네랄이 들어 있다는 건 하늘에서 내린 비가 땅속으로 스며들어 지층을 지나면서 먼지나 오염물질이 제거되고 동시에 미네랄을 함유했다는 뜻이다(78쪽 그림 참고).

미네랄은 체내 비중이 체중의 4~5%에 불과하지만, 결코 없어서는 안 되는 소중한 물질이다. 물에 녹아 있는 소량의 미네랄이 인체에 미치는 이익을 고려해볼 때 미네랄 함량이 왜 건강한 물의 기준이 되는지 충분히 이해할 수 있다.

그렇다면 미네랄이 어느 정도 들어 있어야 건강한 물일까? 한국수자원공사의 기준에 따르면 1ℓ당 약 100mg이다.

건강한 물, 맛있는 물

모든 물이 우리 몸에 좋은 것은 아니다. 또한 보기에 깨끗하다고 해서 건강한 물이라고 단정지을 수 없다. 천연 미네랄이 들어 있는 pH7.1~8.5의 약알칼리수가 우리 몸에 가장 좋은 물이다.

물을 마실 때는 물맛을 따지지 않을 수 없다. 보통 물은 미네랄의 구성 성분에 따라 맛이 다소 달라진다. 예를 들어 마그네슘, 황산이온, 염소의 함량이 많으면 쓴맛이 나고, 칼슘, 칼륨, 규소의 함량이 많으면 단맛이 난다. 전문가들은 보통 칼슘과 마그네슘의 비율이 2:1~4:1 정도면 가장 맛있는 물이라고 말한다.

질병을 치료하는
기적의 물, 약수

　산악지대가 발달하고 사계절이 뚜렷한 우리나라에는 전국 방방
곡곡에 미네랄이 풍부한 물이 고여 있다. 약수터에 말이다. 실제
그 약수들을 과학적으로 분석했더니 건강 증진에 도움이 되는 물
질이 많이 들어 있음이 확인되었다.

우리나라의 대표적인 2대 약수

　가장 대표적인 약수가 '초정약수'이다. 충북 청주시 청원구에 위

치한 초정약수는 분석 결과 '라듐 성분이 다량 함유된 천연 탄산수'로 확인됐다. 세계광천학계에서 세계 3대 광천의 하나로 꼽았을 정도다.

미네랄이 풍부한 초정약수는 역사적으로 치료 효과를 인정받아 왔다. 《동국여지승람》과 《조선왕조실록》에는 세종대왕이 60일 동안 머물면서 눈병을 고쳤고, 세조도 심한 피부병을 고쳤다고 기록되었을 정도로 그 자체로 약이라고 해도 과언이 아니다.

경상북도 봉화군에 있는 '오전약수'도 마찬가지다. 미네랄 함량을 분석해보니 1ℓ당 유리탄산 1.01mg, 마그네슘 47.2mg, 칼슘 44.8mg, 철 30.0mg, 염소 10.6mg이 들어 있었다. 오전약수는 조선시대에 전국 약수 대회에서 1등 약수로 선정되었으며, 위장병과 피부병 치료에 효험이 있다고 전해진다.

초정약수와 오전약수 외에도 우리나라에는 수백 곳의 약수터가 산재해 있다. 중요한 것은, 약수는 단순히 물이 아니라 그 자체로 약이 될 수 있다는 점이다. 이러한 사실은 수천 년에 걸쳐 역사가 증명해 왔고 현대 들어서는 과학이 엄밀히 검증해왔다.

'세계 3대 기적의 물'의 공통점

해외에도 약수가 있다. 전 세계적으로 화제가 된 약수로는 프랑스의 '루르드 샘물'을 꼽을 수 있다. 프랑스 남쪽과 스페인 국경지대에 위치한 루르드라는 작은 마을의 동굴 속에 있는 이 샘물은 질병 치료에 신통한 효험이 있어 '기적의 물'로 불릴 만큼 유명하다.

루르드 의료국에 의하면 이 샘물을 마신 후 질병이 나은 경우는 시각장애, 반신 및 전신마비, 암, 신경장애, 심장질환, 심각한 염증 질환 등 총 70여 건에 이른다. 객관적인 증명은 어렵지만, 본인 스스로 질병이 호전되었다고 한 경우가 7,000건이 넘는다.

1992년에 이 샘물을 과학적으로 분석한 프랑스 포르드 브레스트 화학분석연구소는 다음과 같은 결론을 내렸다.

"루르드 샘물은 무색무취이며, 세균에 오염되지 않은 약알칼리 수(pH 7.9)로 확인되었다."

루르드 샘물과 함께 '세계 3대 기적의 물'로 불리는 독일의 '노르데나우 샘물', 멕시코의 '트라코테 샘물'은 분석 결과가 모두 같았다.

1991년부터 치유력이 알려지기 시작한 노르데나우 샘물은 원래 폐광 지역에 있었다. 독일 정부에서 분석한 결과 이 샘물은 당뇨병, 간질환, 전립선질환, 고혈압, 아토피피부염, 불면증, 숙취 해소에 효과가 있고 특히 종양 제거에 효능이 뛰어나다는 사실을 확인했다. 또 체르노빌 사태로 백혈병을 앓고 있던 환자에게도 효능이 있었다. 이 샘물의 pH는 8.1로 루르드 샘물처럼 '미네랄이 풍부한 약알칼리수'였다.

트라코테 샘물이 위치한 트라코테는 멕시코 북부의 평범한 시골마을이었지만, 주민들이 우물을 파서 마시면서 유명세를 떨치기 시작했다. 요통, 당뇨병, 알레르기질환, 천식, 피부병에 효능이 있다는 소문이 퍼졌으며 14~81세의 환자 3,600여 명이 이곳을 찾은 결과 80%의 높은 치유 효능을 보았다고 한다. 분석 결과 pH8.2의 약알칼리수임이 밝혀졌다.

우리나라의 약수와 세계 3대 기적의 물만 보더라도 '미네랄이 들어 있는 약알칼리수'는 우리 몸을 건강으로 이끄는 자연이 준 약이나 다름없다. 다만, 이러한 물을 '만병통치약'이라 여기는 건 무리다. 이는 지나친 의학적 단정일 수 있기 때문이다. 분명한 점은, 물과 관련해 수많은 과학자들은 '미네랄이 들어 있는 약알칼리수는 분명히 건강에 도움이 된다'고 결론지었다는 것이다.

pH7.1~8.5의 약알칼리수

pH란 물 속에 녹아 있는 수소이온의 농도이다. 아래의 pH 수치를 통해 액체의 산성 정도를 알 수 있다.

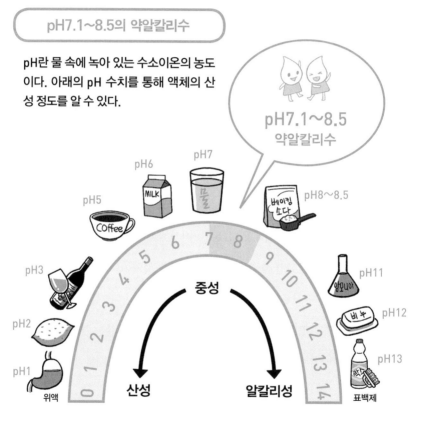

pH7.1~8.5
약알칼리수

pH7

pH6

pH5

pH8~8.5

pH3

pH11

pH2

pH12

pH1

pH13

위액

표백제

중성

산성

알칼리성

인체의 세포나 혈액이 약알칼리성을 띠고 있어 우리가 약알칼리수를 마셔야 몸이 균형을 이뤄 작동하고, 음식의 소화 흡수도 원활하다.

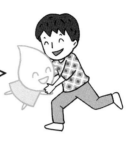

'미네랄이 들어 있는 약알칼리수'는
우리 몸을 건강으로 이끄는
자연이 준 약이에요!!

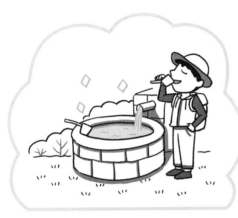

우리나라에 있는
'초정약수'와 '오전약수'는
몸에 좋은 미네랄이 풍부한
약알칼리수라고
과학적으로 증명되었다.
이 약수들은 여전히
치유 효과를 인정받고 있다.

장수촌의 식수들과
'세계 3대 기적의 물'을 분석한 결과
'미네랄이 풍부한 약알칼리수'였다.
미네랄이 풍부한 약알칼리수는
치유 효과가 뛰어나
자연이 준 약이나 다름없다.

정수법에 따라
물의 질이 달라진다

요즘 한 집 걸러 한 집마다 정수기를 사용하는 것 같다. 환경오염으로 인한 식수 오염, 노후 배관에 대한 불안감, 각종 병원균의 유입에 대한 염려 등이 주된 이유이며, 정수기를 거쳐 나오는 물은 깨끗할 거라는 믿음도 크게 작용하는 것 같다.

정수기로 물을 정수하는 방법은 크게 역삼투압 정수법과 중공사막 정수법이 있다.

역삼투압 정수법

역삼투압 정수법은 물에 들어 있는 각종 유해물질과 기타 다양한 이물질을 거의 완벽하게 잡아낸다는 특징이 있다. 각종 세균, 염소, 수도 배관에서 떨어져 나온 녹 찌꺼기, 심지어 방사성 물질까지 잡아낸다. 특히 미세한 0.0001미크론(1미크론은 1/1000mm) 크기의 불순물까지 걸러내 '깐깐하다'라고 해도 과언이 아니다. 다만, 정수 과정에서 우리 몸에 반드시 필요한 미네랄이 제거되고 이산화탄소가 녹아들면서 물이 산성화된다는 단점이 있다.

인체의 세포와 혈액은 pH7.4의 약알칼리성을 띠고 있다. 여기에 산성화된 물이 들어가면 세포와 혈액의 pH에 혼란이 오고, '몸의 산성화'가 진행되면서 면역력이 저하되어 각종 질병이 생길 수 있다. 즉 역삼투압 방식으로 정수된 물은 불순물이 제거된 깨끗한 물이지만 우리의 건강을 악화시키는 산성수와 별반 차이가 없다.

사실 정수되기 전의 물에는 미네랄이 들어 있다. 1,000년이라는 오랜 시간 동안 자연의 순환을 통해 만들어진 천연 미네랄이 물에 섞여 있기 때문이다. 그 과정을 자세히 살펴보면 이러하다.

땅에서 증발한 물은 하늘로 올라가 성층권까지 진입한다. 여기에서 이산화탄소와 결합한 후(pH5.7) 비나 눈이 되어 지상으로 내려오면서 본격적인 변환 작업을 거치게 된다. 비나 눈이 지표면에서 가장 먼저 만나는 것은 실리콘 성분의 모래다. 모래 속의 실리콘 성분은 내리쬐는 태양빛을 받아 원적외선을 듬뿍 함유하고 있다. 예부터 선조들이 물을 거를 때 모래를 이용한 것은 모래 속의 원적외선이 물과 충분히 섞이도록 하기 위해서였다. 모래층을 통과한 물은 무려 1km의 땅밑으로 내려간 후 대기의 기압으로 인해 서서히 다시 지층으로 솟아오른다.

물이 이렇게 땅밑 1km까지 내려갔다가 다시 지층으로 올라오는데 무려 1,000년이라는 시간이 소요된다. 1년에 고작해야 1m 정도 상승하기 때문이다. 백두산이나 태백산맥에서 흘러내리는 물 역시 모두 이러한 과정을 거친다.

물은 지층으로 올라오는 과정에서 다양한 광석층을 거친다. 이 과정에서 칼슘, 마그네슘, 칼륨은 물론 각종 희귀한 원소들이 물에 섞인다. 더불어 인간이 먹기에 가장 이상적인 상태인 pH7.4가 된다(78쪽 그림 참조).[10]

그런데 역삼투압 정수법은 이렇게 1,000년의 시간이 만들어낸 미네랄을 한번에 제거해버린다. 역삼투압 정수기에 있는 필터 공극의 지름은 0.0001마이크로미터로, 나노 크기의 입자도 절대 통과하지 못한다. 울산대학교 수질분석센터에서 일반 수돗물과 역삼투압 방식으로 정수한 물의 미네랄 함량을 분석했더니 다음과 같이 도출되었다.

(단위 : mg/ℓ)

물의 종류	칼슘	마그네슘	나트륨	칼륨
수돗물	25.53	0.517	5.272	4.013
역삼투압 방식으로 정수한 물	0.372	0.053	0.789	0.448

자료 출처 : 울산 MBC, 〈워터시크릿-미네랄의 역설〉

한눈에 봐도 그 차이를 확연히 알 수 있다. 평균적으로 역삼투압 방식으로 정수한 물의 미네랄 함량은 수돗물의 8분의 1 수준에 불과하다. 1,000년의 시간이 만들어낸 미네랄이 이렇게 역삼투압 필터에 의해 단번에 사라지는 것은 허망한 일이다.

한편으론 역삼투압 정수법이 크게 문제 되지 않는다는 의견도 있다. 우리가 하루에 섭취하는 미네랄 중 0.4~1%는 물에 들어 있지만 식사로 채소, 과일, 육류에 포함된 미네랄을 충분히 섭취한다면 '완벽하게 걸러진 깨끗한 물'을 마시는 것도 괜찮다는 의견이다. 국내의 한 정수기 업체 대표는 언론과의 인터뷰에서 "물에 들어 있는 이물질을 걸러내서 깨끗한 물을 마신다는 정수기 본연의 목적으로 보면, 역삼투압 정수법은 현존하는 가장 완벽한 정수 방식이다"라고 주장했다.[11]

중공사막 정수법

중공사막 정수법은 폴리에틸렌이 주성분인 다공성 섬유, 즉 중공사막을 통해 물을 깨끗하게 만드는 방식이다. 중공사막은 흔히 인공신장 투석기에 사용된다.

중공사막 정수법의 장점은 녹, 곰팡이와 같은 각종 불순물과 오염물질을 거르고 미네랄은 그대로 통과시킨다는 점이다. 역삼투압 정수법의 최대 단점인 '미네랄 제거'를 원천적으로 막은 것이다.

그러나 중공사막 정수법은 중금속이나 환경호르몬까지 그대로 통과시킬 가능성이 매우 크다는 문제점이 있다. 몸에 좋은 미네랄을 마실 수 있다는 건 반길 일이지만 중금속과 환경호르몬까지 함께 마시는 것은 생각만 해도 끔찍한 일이다. 더불어 역삼투압 방식으로 정수한 물과 비교했을 때 불순물이 100배 정도나 많았다. 그러니 석회질이 많은 지역, 수질이 나쁜 지역에서는 정수를 제대로 하지 못한다.

결국 역삼투압 정수법도, 중공사막 정수법도 몸에 좋은 미네랄 워터로 정수하기에는 역부족이다.

필터가 많을수록 좋은 정수기다?

정수기에 대해서 잘 모르는 사람들은 역삼투압 방식의 정수기가 자랑하는 필터의 수에 현혹되기도 한다. 예를 들어 '7단계 필터 시스템', '3필터 5단계 시스템' 등의 광고 문구를 들으면 왠지 '필터가 많으니 그만큼 깨끗하고 안전한 물로 걸러주겠지'라고 생각하기 쉽다. 하지만 결론부터 말하면, 이러한 광고 문구는 정수기 업체들의 상술에 불과하다. 한 정수기 업체 관계자는 이렇게 고백했다.

"기본 구성을 지나치게 웃도는 정수 단계를 내세우는 것은 일종의 말장난에 불과하다. 냉온 정수기가 일반화되다 보니 차별화를 강조하는 것일 뿐 그 효과는 미미하다."[12]

예를 들어보자. 우리는 하루에 세끼를 먹으면 영양을 충분히 섭취할 수 있다. 굳이 6끼, 7끼까지 먹을 필요가 없는 것이다. 정수기의 필터 수도 마찬가지다.

업계 전문가들에 따르면, 정수기는 4가지 필터만 갖추면 충분하다. 정수기에 들어가는 4가지 표준 필터는 다음과 같다.

- 세디멘트 필터
- 프리카본 필터

- 중공사막 필터 혹은 역삼투압 필터
- 포스트 카본 필터

이 4가지 필터만 있으면 비록 미네랄은 불충분할지언정 그나마 깨끗한 물로 거를 수는 있다. 그러니 이외에 각 필터의 사이마다 별 의미 없는 세라믹 볼들을 채워 넣어 '또 다른 필터'를 만드는 건 수질에 큰 도움이 되지 않으며, 오히려 미네랄을 모조리 거르는 것 그 이상도 이하도 아닌 것이다.

그럼에도 불구하고 업체들이 5단계니 7단계니 하며 필요 이상의 필터를 만들고 그것을 광고하는 목적은 역삼투압 정수기의 약점과 문제점(미네랄이 없는 산성수)을 흐리기 위함임을 잊지 말자.

직수형 정수기는 어떨까?

최근에는 '직수형 정수기'가 인기다. 2021년 7월 기준, 업계에 따르면 신규로 가입한 회원들의 직수형 정수기 선택 비중이 50%를 넘어섰다. 이는 역삼투압 정수기의 선택 비중이 크게 줄었다는 것을 의미한다.

직수형 정수기가 이렇게 선풍적인 인기를 얻게 된 배경에는 '저수조의 위생'이 있다. 역삼투압 정수기의 경우 100의 물이 필터로 들어가면 30만 통과하고 나머지 70은 버려진다. 그러다 보니 물을 빨리 정수하지 못한다. 그래서 저수조에 미리 정수한 물을 담아놓는데, 저수조에 물이 고여 있으니 오염의 위험성이 높아진다는 문제점이 상존했다. 저수조의 위생을 보장하려면 필터를 자주 교체해주어야 하고, 저수조의 위생 관리도 철저히 해야 한다.

반면 직수형 정수기는 물을 모아놓지 않고 필터를 통과한 물을 곧바로 밖으로 내보낸다. 저수조가 필요 없으니 정수기의 크기가 작아져 공간 효율성이 좋고, 저수조의 위생도 걱정할 필요가 없다. 다만, 직수형은 주로 중공사막 필터를 사용하기 때문에 미네랄을 거르지 않아 건강한 물을 마실 수는 있어도 '완벽하게 정수된 물'을 마실 수는 없다. 그러나 지하수가 아닌 우리나라의 수돗물이라면 문제가 없다는 견해가 일반적이다. 수돗물은 이미 정화되어 깨끗한 물일 가능성이 크기에 중공사막 필터만으로도 문제가 없다.

최근에는 자가 정수기를 사용하는 사람들도 점차 늘어나고 있다. 국내에 출시된 B브랜드의 제품은 용기에 필터를 꽂아 물을 붓고 여과해서 마시는 가정용 자가 정수기이다. 활성탄으로 정수를 하면 물맛이 좋아져서 카페나 레스토랑에서 수요가 높고, 생수처럼 별도의 페트병을 남기지 않아 환경 면에서도 호평을 받고 있다. 심지어 전기도 사용하지 않고 필터 비용 역시 한 달에 8,000원 정도라 부담이 거의 없는 편이다. 하지만 한 번에 많은 양을 정수하기 힘들다는 단점이 있다.

뇌졸중과 암의 발병을
촉진하는 산성수

　다수의 국내 의학박사와 물 전문가들은 역삼투압 정수기의 위험성을 알고 그 내용을 대중에게 알리고 있다. 하지만 이러한 의학적·과학적 사실을 잘 모르는 일반 소비자들은 여전히 역삼투압 방식으로 정수된 물이 깨끗하고 몸에 좋은 물이라고 오해하고 있다.

　2014년 8월에 방영된 MBN의 〈황금알-물 한 모금의 기적〉은 이런 전문가들의 목소리를 잘 보여준다. 당시 출연한 전문가들은 "역삼투압 방식으로 정수된 물을 지속적으로 마시면 각종 암과 만성질환의 원인이 될 수 있다"는 충격적인 주장을 했다. 당시 그 프로그램에 출연했던 가정의학과 전문의 오한진 박사는 이렇게 말했다.

"미네랄이 사라진 물은 공기 중의 이산화탄소를 흡수해 급속히 산성화된다. 인체의 항상성 유지를 위해서는 체내 산성도를 조절하는 미네랄이 필요하다. 역삼투압 방식으로 정수되어 미네랄이 없는 물을 섭취하면 인체가 산성화되어 혈액순환장애 및 장기에 질병이 생길 수 있다. 더 나아가 인체의 산성화로 암이 유발되기도 한다. 특히 1980년대에 역삼투압 방식의 정수기가 공급된 이후부터 국내 암 발병률이 급상승했다는 연구 결과가 있다."

국내 암 발병률의 급상승에 대한 증거로 〈리뷰즈앤코멘터리〉의 연구 결과를 제시하기도 했다.

뇌졸중과 암에 걸릴 확률은 2배, 심장병은 3배

오한진 박사는 일본 수도기술연구소의 보고서도 공개했는데, '산성수 음용 지역 주민들의 건강 상태를 분석한 결과 미네랄이 부족한 산성수를 오랜 기간 마신 경우 뇌졸중과 암 발병률은 2배, 심장병 발병률은 3배나 높아진다'는 것이 주된 내용이다. 특히 심혈관질환으로 인한 사망률은 미국보다 15~20%, 영국보다 40%나 높았다는 사실도 제시했다.

물 박사로 알려진 계명대학교 환경과학과 이태관 교수 역시 마찬가지의 위험성을 경고했다. 그는 "삼투압 현상에 의해 pH가 낮은 물이 pH가 높은 세포로 침투해 인체의 신호전달 체계를 교란시키고 각종 암과 만성질환을 일으킨다"고 말했다.

그런데 놀랍게도 역삼투압 방식으로 정수된 물이 산성비보다 pH가 낮다. 세계보건기구가 제시하는 '마시는 물'의 기준은 pH6.5~8.5이며, 우리나라의 기준은 pH5.8~8.5이다. 산성비는 pH5.6이고, 역삼투압 방식으로 정수된 물은 pH5.5다. 즉 역삼투압 방식으로 정수된 물을 마시는 것은 산성비를 마시는 것보다 인체에 더 해롭다.[13]

이러한 전문가들의 의견에 시민단체 대표들도 동의했다. '역삼투압 정수기 추방 시민운동연합' 김대성 대표는 이렇게 말했다.

"정부가 국민건강을 조금이라도 걱정한다면 당장 정수기 시장에서 역삼투압 정수기를 철수시켜야 한다. 수돗물보다 못하고, 산성비보다 산성도가 더 높은 산성수를 국민들이 매일 마시는데도 이를 묵과하는 것은 직무유기이다."[14]

역삼투압 방식으로 정수된 물은 성장기 아이들에게는 더욱 해롭다. 균형 잡힌 영양 섭취가 어느 시기보다 많이 필요한 성장기 아이들이 미네랄이 빠진 산성수를 장기간 마시는 것은 평생 건강 문제를 안고 살 가능성을 높일 수 있어서다. 미네랄은 활동 에너지를 만들고, 정상적인 세포분열과 면역 기능을 돕고, 뼈와 혈액을 생성하는 성장기 필수 영양소다. 물은 이러한 미네랄을 가장 빠르고 손쉽게 섭취하게 해준다. 김용언 의학박사는 이런 이야기를 했다.

"역삼투압 정수기의 물을 계속 마시면 미네랄이 결핍될 수 있다. 이는 몸에 좋다는 그 어떤 약을 먹는 것보다 더 중요한 일이다. 어른들은 반찬을 통해서나마 결핍된 미네랄을 보충할 수 있지만, 주로 우유를 먹는 유아나 어린이들이 미네랄이 전혀 없는 물을 마시면 칼슘, 칼륨, 아연, 철분, 아이오딘(요오드)과 같은 미네랄이 상당히 결핍되기 쉽다. 그 결과 신장 기능에 이상이 생긴다든지, 성격 이상까지 초래할 수 있다."[15]

아이들은 자신이 마시는 물을 스스로 선택하기보다 그저 부모가 주는 물을 아무런 의심 없이 받아 마시기 때문이다. 그러나 그 물에 미네랄이 없어서 오히려 아이들의 건강을 해친다면 어떨까? 부모라면 더더욱 건강한 물을 선택해야 하는 이유가 여기에 있다.

수돗물에
미네랄이 더 많다?

　'역삼투압 방식으로 정수된 물을 마시느니 수돗물을 마시는 것이 더 낫다'는 연구 결과가 발표되었다. 미네랄이 수돗물에 더 많다는 것이 근거였다.

　서울시 수돗물평가위원회에서 지난 5년 동안 공인 수질검사기관에 의뢰해 수돗물 '아리수'와 역삼투압 방식으로 정수된 물의 수질을 검사한 결과, 평균적으로 아리수의 미네랄 함량이 역삼투압 방식으로 정수된 물의 미네랄 함량보다 많은 것으로 나타났다.

　서울시 수돗물평가위원회는 공정한 수질 관리를 위해 매년 원수, 정수, 수돗물 96개 지점과 정수기 24개소에 대하여 자체 수질

검사를 진행해왔다. 그 결과 아리수는 원수에서 미생물 등을 제거하는 것은 물론 약알칼리성을 띠고, 미네랄이 들어 있으며, 염소 소독을 실시해 일반 세균이나 대장균 등 미생물의 발생을 막는 등 수질 면에서 안전성을 인정받았다고 한다.

아래의 표는 수돗물과 역삼투압 방식으로 정수된 물의 미네랄 함량 차이를 극명하게 보여준다.

:: 서울의 수돗물과 역삼투압 방식으로 정수된 물의 미네랄 함량 비교 (단위 : mg/ℓ)

미네랄의 종류	1일 권장섭취량 (성인)*	아리수 (수돗물)	역삼투압 방식(R/O) 정수기의 물
칼륨	4,700	2.4	0.2
나트륨	1,500	8.8	1.9
칼슘	700	19.9	1.3
마그네슘	340	3.9	0.3
합계	9,245	35.0	3.7

자료 출처 : 서울시 수돗물평가위원회 수질 검사 결과(2011~2015년 평균)
* 한국인 영양기준위원회, 2005년

이 결과만 놓고 보면 수돗물이 역삼투압 방식으로 정수된 물보다 미네랄 함량이 많아 우리 몸에 훨씬 좋다는 것을 알 수 있다. 관련 전문 연구원조차 한 신문에 '역삼투압 정수기 물은 미네랄을 걸러내므로 건강한 물이라고 할 수 없다'는 내용의 칼럼을 실었다. K-water연구원 수질분석연구센터 최돈혁 팀장은 이렇게 말한다.

"우리가 수돗물보다 1,000배나 비싼 돈을 지불하고 마시는 국내 생수와 수돗물의 미네랄 성분을 비교해보면 미네랄 함량이 비슷하거나 오히려 수돗물에 더 많다. 대부분의 가정에 설치된 역삼투압 정수기는 미네랄을 90% 정도 걸러내 건강한 물이라고 할 수 없다. 그럼에도 불구하고 사람들은 수도꼭지에서 바로 마시기를 꺼리는데, 그 이유 중 하나가 소독 냄새다. 맛은 미각과 후각을 합친 결과다. 코를 막은 상태에서 사과와 양파를 맛보면 전혀 구분하지 못하는 것과 같은 원리이다. 수돗물은 소독 냄새로 인해 가치를 제대로 평가받지 못하고 있다."[16]

최근에는 물맛에 대한 평가도 달라지고 있다. 2018년 10월 서울시에서는 '아리수 물맛 블라인드 테스트' 행사를 개최했다. 동일한 조건에서 아리수와 시중에서 유통되는 여러 생수를 마시고 어떤 물이 가장 맛있는지를 즉석에서 선택하는 방식으로 진행되었다. 이때 물에 대한 선입견이 배제될 수 있도록 아리수 여부와 생수의 제조사를 밝히지 않았다. 그 결과 테스트에 참여한 831명의 시민 중 73.6%(612명)가 수돗물인 아리수를 "맛있다"라고 평가했으며, 23.8%(198명)가 "마실 만한 보통 수준이다"라고 답했다.

그럼에도 불구하고 사람들이 수돗물을 신뢰하지 못하는 건 물맛이나 한강 원수의 정화 과정 때문이라기보다 수돗물이 배관을 타고 각 가정으로 급수되는 과정에서 배관 내 청결 상태에 따라 수돗물이 오염되는 걸 염려하기 때문이다.

실제로 우리나라 전역에 매설된 수도관들은 이미 노후되어 이 수도관을 지나는 과정에서 수돗물이 오염될 가능성이 있다. 2019년 5월에 발생한 '인천 붉은 수돗물 사건'은 노후된 배관이 어떤 방식으로 수질을 악화시키는지를 잘 보여준다. 2017년 기준으로 우리나라에는 약 21만km의 수도관이 매설되어 있는데, 그중에서 설치한 지 21년이 지난 수도관이 전체의 32%에 해당한다. 이는 언제든 어디서든 붉은 수돗물 사건이 재현될 수 있다는 의미이며, 이미 상당수의 수돗물이 오염되어 있을 가능성을 말해준다.

노후된 배관을 지나간 수돗물에는 녹, 수은, 납 등의 중금속과 라돈 등의 독성물질, 수인성 전염병의 원인 물질이 섞일 수 있다. 이러한 사실을 걱정하는 사람들은 수돗물을 직접 마시려 하지 않는다. 우리나라의 경우 수돗물을 직접 마시는 비율은 7.2%에 불과하고 끓여서 마시는 물의 비율을 합치면 50% 정도이다. 하지만 일본과 독일의 경우 수돗물을 끓이지 않고 직접 마시는 비율이 50%를 넘어 70~80%대로 치솟는다. 심지어 독일에서는 의사들이 임산부에게도 수돗물을 권유한다.

그래서 서울시는 시민들의 걱정을 덜어주기 위해 2007년부터 낡고 녹에 취약한 주택 내 수도관의 교체 공사비를 최대 80% 지원하고 있으며, 2022년까지 잔여 가구 전량의 수도 배관 교체를 목표로 비용을 지원하고 있다. 하지만 이 역시 여전히 사각지대가 존재해 안심할 수만은 없어 수도관을 교체해도 수돗물에 대한 불신은 쉽게 가라앉지 않는다.

결국 사람들은 '물은 정수기를 통해 걸러 먹는 것이 가장 안전하다'는 결론에 도달하지만, 문제는 역삼투압 정수 방식이다. 역삼투압 정수기가 아닌 또 다른 방식의 정수기가 필요하다.

정수법에 따라 물의 질이 달라진다

역삼투압 & 중공사막 정수법

역삼투압 정수법

압력

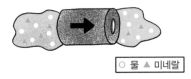

○ 물 ▲ 미네랄

방식 강제로 수압(압력)을 가해 반투막을 통과 시켜 오염물질을 걸러낸다.

단점 미네랄까지 걸러낸다. 공기 중 이산화탄소 와 결합해 물이 산성화될 위험성이 있고, 저수조가 오염될 가능성 있다.

장점 오염이 심한 지역, 지하수, 바닷물의 정수 도 가능하다.

중공사막 정수법

○ 물 ▲ 미네랄

방식 폴리에틸렌이 주성분인 다공성 섬유를 통 해 물을 깨끗하게 거른다.

단점 중금속, 환경호르몬을 걸러내지 못할 가능 성이 있다. 자주 필터를 갈아주어야 한다.

장점 미네랄을 거르지 않는다. 인공신장 투석기 (의료용)에도 사용한다.

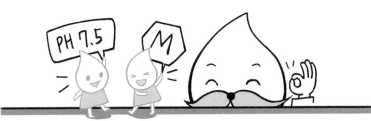

정수법 중에서 가장 중요한 선택 기준은 미네랄을 포함한 약알칼리수로 거르는지의 여부다.

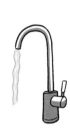
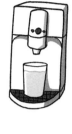

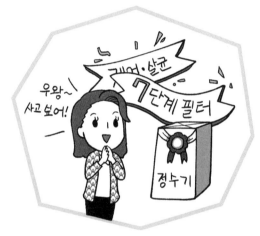

꼭 필요한
4가지 필터만 갖추면
물을 정수하는 데 충분하다.
그 외의 과장된
홍보 문구에 현혹되지 말자.

역삼투압 방식으로
정수한 물보다
미네랄이 더 많은 물은
바로 수돗물!

	미네랄 함유 여부	비용
🚰	○	↓
🖥	✕	↑

131

강알칼리수는
마실 수 있는 물이 아니다

　현재 시중에서는 정수 방식과 물의 종류, 그것이 인체에 미치는 영향에 대해 의견이 분분하다. 의학 전문가가 아닌 일반 소비자들이 그 내용을 모두 알 필요는 없지만 꼭 하나 알아야 할 것이 있다. 바로 '알칼리 이온수기'다.

　'알칼리 이온수 정수기' 혹은 '전기분해 이온수기'라고도 불리는 이 기기는 전기분해를 통해 이온수를 생성한다. 내부에 특수한 막을 설치한 뒤 양(+)극과 음(-)극의 전기적 특성을 이용해 이온들을 분리하는 과정을 거친다. 이 과정에서 산소이온이 많으면 산성 물이, 수소이온이 많으면 알칼리성 물이 만들어진다.

알칼리 이온수기는 이름만 들었을 때는 몸에 상당히 긍정적인 역할을 할 것처럼 생각된다. 하지만 이 기기는 정수기가 아닌 의료기기이다. 식약처에서조차 "알칼리 이온수기는 의료기다. 알칼리 이온수기에서 생성하는 물은 먹는 샘물과 같은 물이 아니므로 주의사항과 사용법을 정확히 알고 사용해야 한다"라고 조언한다. 실제로 알칼리 이온수의 pH는 8.5를 초과한 '강알칼리수'이다. 이는 일반인이 마시기에는 부적절하다는 의미이다. 반면 4가지 위장 증상(만성설사, 소화불량, 위장 내 이상발효, 위산과다)의 개선에는 도움이 된다.

식약처는 알칼리 이온수를 마실 때 주의할 점을 다음과 같이 정리해 소비자들에게 당부하고 있다.

- pH9.5를 유지하되 pH10을 초과하지 말 것.
- 하루 음용 적정량으로 500~1000㎖를 권장.
- '체질 개선이나 아토피피부염에 좋다', '많이 마셔도 전혀 해롭지 않다' 등 사용 목적 이외의 허위광고에 속지 말 것.
- 신부전, 칼슘 배설장애 등 신장질환자는 음용하지 말 것.[17]

실제로 강알칼리수를 자주 마셔서 부작용이 생긴 사례도 있다. 환경부는 "강알칼리수를 습관적으로 마시다가 근육통을 호소한 소비자들이 있다. 의료물질 생성기인 알칼리 이온수기의 물을 일반 정수기의 물처럼 마시면 건강에 해로울 수 있다"고 경고했다.[18]

그런데도 특정 질환에만 유용한 이 의료기기가 정수기라는 이름으로 소비자들에게 팔리는 것은 일부 업체들의 상술 때문이다. 그들은 알칼리성 이온수기가 강알칼리수와 약알칼리수를 동시에 만들어준다는 점을 부각하면서 강알칼리수와 약알칼리수를 한데 묶어 '알칼리수는 몸에 좋다'라고 뭉뚱그려 홍보한다. 그러나 의학계에서는 이러한 알칼리 이온수가 우리 몸을 치유할 수 있다는 주장에 상당히 회의적이다. 서병성 강북삼성병원 산업의학과 교수는 이렇게 말한다.

"(알칼리 이온수가) 소화장애 개선과 관련해서 밝혀진 효과는 거의 없다. 다만 음이온을 가진 나트륨, 칼륨, 칼슘 등을 많이 함유하고 있으므로 신장 기능이나 배설 기능에 장애가 있는 환자라면 결석이나 기타 미네랄의 배설에 영향을 줄 가능성은 있다."

김동희 연세대학교 원주의대 환경의생물학교실 교수도 비슷한 의견을 제시했다.

"알칼리 이온수가 체질 개선이나 아토피피부염 치료 등의 작용을 한다는 주장은 한마디로 말이 안 된다. 위장 증상의 개선 역시 약간의 도움은 받을 수 있으나 의학적인 의미에서 치료 효과가 있는 것은 아니다."[19]

이를 종합하면, 알칼리 이온수에 대한 광고는 이미 상당히 과대 포장되어 있으며 의학적으로 검증이 이뤄진 것도 아니다. 그저 '알 칼리'와 '이온'이라는 막연히 긍정적인 이미지가 만들어낸 허상에 불과하다. '이온'이라는 것도 큰 의미가 없다.

자연에서 생성된 이온이 들어 있다면 좋은 물이라고 할 수 있지 만, 기기에서 인공적으로 만들어낸 이온이 들어 있는 물이 건강에 좋다는 명확한 근거가 없다. 더욱이 이온을 만들어내는 전기적 장 치가 저렴하지 않기에 이온수기의 가격은 비쌀 수밖에 없다.[20]

이렇듯 알칼리 이온수기는 광고 이미지를 통해 의학 용어와 과 학적 지식에 익숙하지 않은 소비자들을 현혹해 잘못된 선택을 하 게 만들 뿐이다.

PART 4

물을 더 건강하게 마시는 법

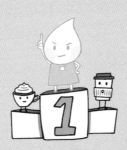

'무엇을' 하느냐보다 '어떻게' 하느냐가 더 중요할 때가 있다.
물도 마찬가지다. '어떻게' 마시느냐가 매우 중요하다.
너무 급하게 마셔도, 너무 차갑게 마셔도 좋지 않다.
그리고 반드시 마셔야 할 때가 있다.
그리고 물은 세균이 증식할 수 있는 최적의 조건을 가지고 있어
세균에 방치될 가능성이 크고,
이런 물을 마셨다가는 각종 질병에 노출될 수밖에 없다.
이런 점을 염두에 두고 물을 마셔야
물이 주는 건강 효과를 온전히 누릴 수 있다.

조금씩, 천천히,
자주 마시기

의학적으로 하루에 마셔야 할 물의 양은 6~8잔 정도로 알려져 있다. 그러나 이 정도의 양으로는 다소 부족하다. 우리 몸은 24시간 내내 물을 순환시키고 있으며, 이 과정은 평생 되풀이된다. 끊임없는 대사와 순환 과정에서 하루 6~8잔의 물은 그저 생명 유지의 '필수 기능'에 쓰고 나면 그만이다.

그럼 하루 적정 물 섭취량은 얼마나 될까? 각자의 상황에 따라 차이가 있지만 건강한 성인의 경우 자신의 몸무게에 0.03을 곱해서 나온 값이 하루 적정 물 섭취량이다. 예를 들어 몸무게가 60kg인 여성의 경우 하루에 1.8ℓ의 물을 마시는 것이 좋다.

물을 마셔야 하는 최적의 타이밍

어떤 일이든 적합한 타이밍이 있듯 물을 마시는 것도 타이밍이 중요하다. 가장 좋은 건 일정한 시간 간격을 두고 지속적으로 마시는 것이다. 몸이 탈수 상태에 이르기 전에 미리미리 물을 마셔야 인체의 장기들이 정상적으로 기능할 수 있다.

물을 마시기 가장 좋은 시간은 식사하기 30분 전이다. 이 시간에 물을 마시면 소화관이 음식물을 소화시킬 준비를 할 수 있다. 특히 위염, 십이지장염, 위궤양 등 위장질환이 있는 경우 식사 전에 물을 마시는 것이 아주 중요하다.

아침식사 전에 마시는 물은 소화에 큰 도움이 된다. 아침에 잠에서 깬 뒤 물 한 컵을 마시고 30분 뒤에 식사를 하면 몸 전체에 활력이 돈다. 아침식사는 빼먹지 말아야 한다. 만약 아침에 식사를 하지 않으면 장에 머물러 있던 음식물에서 수분이 다시 흡수되어 간과 신장에 독소가 쌓이고 혈액이 탁해지면서 온몸의 기운이 떨어지고 피곤해진다.

일어나자마자 커피를 마시는 것도 피해야 한다. 카페인이 탈수를 유발하기 때문에 우리 몸을 더욱 곤혹스럽게 만들고, 위궤양을 유발할 수 있다.

139

식사하고 2시간쯤 지나서도 물을 마셔야 한다. 식후 약 2시간에서 2시간 30분 정도 지나면 인체는 소화 작용을 끝내는데, 이 과정에서 다량의 물이 활용되기 때문에 또다시 탈수에 가까운 상태가 된다. 따라서 이 시점에 꼭 물을 마셔야 탈수를 막을 수 있다.

잠자기 전후에도 물을 마시는 것이 좋다. 그러면 숙면을 돕고 심근경색과 뇌경색을 예방할 수 있다. 우리는 잠자는 동안 300㎖ 정도의 땀을 흘린다. 땀으로 수분이 배출되면 혈액이 탁해지고 끈적해져서 새벽이나 아침에 뇌경색이나 심근경색의 위험성이 커진다. 하지만 잠자기 전에 물을 마시면 이러한 위험성을 줄일 수 있다.

잠자기 전에 물을 마시면 좋은 점이 더 있다. 바로 장운동이 촉진되어 다음날 배변이 수월하다는 점이다. 또한 잠을 자는 동안 갈증을 느끼면 한밤중에 일어나야 해서 숙면이 방해받는데, 잠자기 전의 물 한 잔이 이런 일을 막아준다. 잠자기 전에 물 대신 우유를 마시는 것도 괜찮다. 우유에는 멜라토닌과 수면 호르몬이 들어 있어 숙면에 도움이 된다.

다만, 물이든 우유든 수분은 섭취하고 1~2시간 후에 배출되니 잠드는 시간을 고려해서 마시고, 불면증이 있거나 신경이 예민하고 날카로운 사람, 야뇨증이 있는 사람은 잠자기 전의 수분 섭취가 숙면에 방해가 될 수 있으니 주의해야 한다.

잠을 자고 일어난 뒤에도 꼭 물을 마셔야 한다. 사실 하루 중에 수분이 가장 많이 필요한 때가 바로 잠에서 깨어난 직후이다. 잠자는 7~8시간 동안은 물을 마시지 않기 때문이다. 그러니 기상 후에 물한 잔 정도를 천천히 마셔서 인체의 모든 세포를 충분히 적셔줄 필요가 있다. 또한 잠자는 동안에는 인체가 거의 활동하지 않아 혈액 순환이 제대로 이뤄지지 않는다. 따라서 세포에 독소와 노폐물이 정화되지 못한 채 남게 되는데, 아침에 일어나서 물을 충분히 마시지 않으면 이 노폐물이 세포에 계속 남아 있게 된다.

우리 몸은 물이 공급되지 않으면 그때부터 비상사태에 돌입해 인체에 남아 있던 물을 재활용한다. 그러면 대장과 방광 등에 흡수된 물이 다시 빠져나와 탁한 상태로 간과 신장으로 이동한다. 그결과 변비가 유발되고 소변 색깔도 탁해진다. 즉 아침의 물 한 잔도 배변에 큰 영향을 미친다.

물은 아주 빠르게 우리 몸으로 스며든다. 물을 마시고 1분이면 혈액과 두뇌 조직에 도달하고 10분이면 피부로 간다. 20분 정도 지나면 간과 신장에 영향을 주며, 30분이면 인체의 모든 곳으로 퍼져나간다. 그만큼 우리 몸에 빠르게 효과적으로 작용하는 것이 물이기에 아침에 일어난 직후에 물을 마시는 것은 하루를 상쾌하게 보낼 수 있는 출발점이라고 할 수 있다.

물을 건강하게 마시는 방법

물은 '충분한 양을 수시로 마신다'는 원칙만 지켜도 건강을 지키는 데 무리가 없지만, 좀 더 세심히 건강을 돌보는 물 섭취법이 있어서 소개한다.

우선, 물을 흔히 '마신다'고 말하는데 건강상 '씹어 먹기'를 해야 한다. 즉 물을 바로 삼키는 것이 아니라 입안에 머금은 후에 침과 잘 섞어 음미하듯 조금씩 목으로 넘긴다. 이렇게 하면 입안이 건조해지는 것을 막을 수 있다.

침은 단순한 분비물이 아니다. 입안에 있는 독소를 제거하고, 녹말을 분해하는 아밀라아제와, 활성산소를 제거하는 옥시다아제가 다량 함유되어 있다. 특히 옥시다아제는 각종 음식물의 영양분을 섭취할 때 생길 수 있는 독소와 고기를 구울 때 생성되는 발암물질까지 해독할 정도로 해독력이 강력해 결과적으로 혈액의 오염을 막아준다. 침 속의 펩타이드라는 물질은 항균, 항진균 효과가 매우 뛰어나다.

물을 충분히 마셔서 입안 건조를 예방하는 것은 치아 건강에도 무척 좋다. 나이에 비해서 빠르게 충치와 풍치를 겪는 사람들은 침의 양이 적고 끈끈한 경우가 많다. 이들은 하루에 물을 한두 잔밖에 마시지 않는다는 공통점이 있다. 물 섭취량이 적으면 입안이 건조해지고 소화불량, 위염, 불면증 등의 증상이 동시에 나타난다. 또한 불안감을 느끼거나 예민해지기도 한다.

반면 물을 천천히, 충분히 씹듯이 마시면 두뇌에 수분 공급이 잘 되어 긴장이 풀리고 신경이 안정되며 세포의 활력에 도움이 된다. 물을 벌컥벌컥 마시면 몸에 흡수되기보다 바로 소변으로 빠져나갈 수 있으니 천천히 마시기를 권한다.

과식했다 싶으면 식후에 바로 물을 마셔서는 안 된다. 물이 위액을 희석시켜서 인슐린 수치를 높이고, 소화를 방해해 가스가 차고 속이 더부룩한 증상이 나타나기 때문이다.

또 물은 앉아서 마셔야 한다. 걸어 다니거나 서서 마시면 몸이 편안한 상태가 아니므로 제대로 흡수되지 않고 신장에 좋지 않은 영향을 줄 수 있다. 물은 반드시 편안한 자세에서, 조금씩, 침을 섞어 음미하면서 마시는 습관을 들여야 한다.

건강 효과를 누리는 물 섭취 습관

일정한 간격으로 지속적으로 마시기

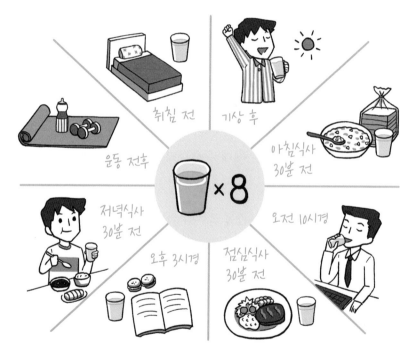

취침 전

기상 후

운동 전후

아침식사 30분 전

×8

저녁식사 30분 전

오후 3시경

점심식사 30분 전

오전 10시경

인체는 24시간 내내 물을 순환시킨다. 몸이 탈수 상태에 이르기 전에 미리 물을 마셔야 인체의 각종 장기가 정상적으로 기능한다. 하루에 마셔야 하는 물의 양은 성별, 연령, 체질, 운동량, 계절에 맞게 조절하자.

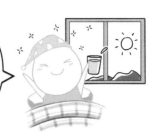

기상 후 물 한 잔은
잠자는 동안 몸속에 쌓인
노폐물을 씻어주고 신진대사를
활발하게 도와줍니다!

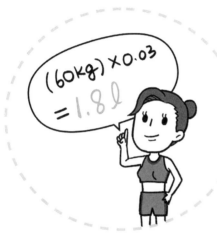

$(60kg) \times 0.03 = 1.8\ell$

하루 적정 물 섭취량은
자신의 몸무게에
0.03을 곱한 값과 같다.

물을 마실 땐 조금씩
침을 섞어가며 씹듯이 마시면
체내 흡수와 긴장 완화에
큰 도움이 된다.

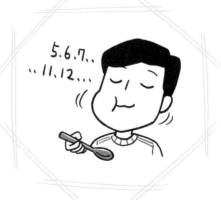

5. 6. 7...
...11, 12...

운동 전후에
반드시 필요한 물

　운동을 하면서 물을 마시는 것도 중요하다.

　운동을 하기 전에 마신 물은 땀의 배출을 돕고 체내 독소가 효과적으로 배출되도록 돕는다.

　운동 중에 물을 많이 마시는 것은 좋지 않다. 심장이 격렬하게 뛰고 숨이 찬 상태에서 물을 많이 마시면 자칫 저나트륨혈증이 생길 수 있기 때문이다. 게다가 혈액 속의 수분이 세포 속으로 다량 스며들어 혈압이 올라갈 수 있고 뇌세포, 폐, 심장 등이 손상을 입을 수 있다. 이때 나타나는 증상은 구역질, 호흡곤란, 현기증, 근육 경련 등이며 심한 경우에는 목숨을 잃기도 한다. 따라서 운동 중에는 목이 마르지 않을 정도로 반 잔 혹은 한 잔 정도만 마셔야 한다.

운동 후에 마시는 물은 근육의 피로를 풀어주는 데 상당한 도움이 된다. 일반적으로 '운동 후에 물을 마시면 살이 찐다'는 말이 있는데, 근거 없는 오해일 뿐이다. 운동을 하면 근육이 글리코겐 합성을 하고, 이 과정에서 마신 물은 근육 회복에 적지 않은 도움을 준다.

다만, 운동 직후에는 미지근한 물을 마시는 것이 좋다. 미지근한 물은 체내에 빨리 흡수되어 수분 보충이 빠르게 이뤄지기 때문이다. 반면에 커피, 녹차, 홍차 등의 카페인 음료는 오히려 탈수를 일으킬 수 있으니 피해야 한다.

찬물은 체온도 면역력도
떨어뜨린다

　면역력을 키우고 싶다면 '찬물'은 피해야 한다. 많은 사람들이 시원함과 상쾌함 때문에 찬물을 선호하지만 물을 마시는 가장 나쁜 습관이 찬물을 마시는 것이다. 체온은 면역력과 깊은 관계가 있는데, 찬물을 마시면 체온이 떨어지면서 면역력까지 저하되는 결과를 가져오기 때문이다.

　일반적으로 체온이 평상시 체온보다 1℃ 떨어지면 면역력은 30% 가까이 떨어지고, 반대로 체온이 평상시 체온보다 1℃ 올라가면 면역력은 약 5배 높아진다. 체온 상승으로 면역력이 올라가면 암은 물론이고 고혈압, 당뇨병, 고지혈증, 우울증, 비만 등 거의 대부분의 만성질환을 예방하는 데 큰 도움이 된다. 체온이 올라가면 백혈구의 탐식 작용이 왕성해져서 몸속과 혈액 속 노폐물을 처리하는 능력이 좋아지고, 그 결과 혈액이 더 깨끗이 정화되기 때문이다.[21] 반면, 체온이 낮으면 신진대사가 원활하지 않아서 배설 기능이 떨어져 변비나 비만이 생기고, 암 발병률도 확연하게 늘어난다. 의사들이 '암은 냉기를 먹고 산다'고 말하는 이유도 바로 이 때문이다.

인체의 수승화강(水升火降)의 원리를 생각해서라도 찬물은 피해야 한다. 이는 '차가운 기운은 올리고, 뜨거운 기운은 내려야 건강을 유지할 수 있다'는 한의학의 원리로, '머리는 시원하게 하고 발은 따뜻하게 해야 건강해진다'가 바로 이 원리가 적용된 건강법이다. 인체는 항상성에 따라 자연스럽게 수승화강의 원리가 활성화되어 있는데, 찬물을 마시면 이 조화가 단번에 깨진다. 특히 노인의 경우 찬물이나 찬 음식을 먹으면 단번에 재채기가 나고 기침을 하는 것도 수승화강의 조화가 깨졌기 때문이다.

이런 건강 원리를 알고도 찬물을 마시는 것은 스스로를 질병의 함정으로 몰아넣는 것이나 다름없다. 따라서 미네랄이 들어 있는 좋은 물이라도 차게 마시지 말고 상온에 두고 마시자.

운동할 때
물 마시는 방법

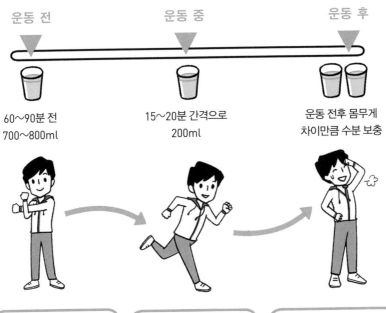

운동 전	운동 중	운동 후
60~90분 전 700~800ml	15~20분 간격으로 200ml	운동 전후 몸무게 차이만큼 수분 보충

운동 전

물을 마시면 땀의 배출을 돕고 체내 독소를 효과적으로 배출할 수 있다.

운동 중

목이 마르지 않을 정도로 반 잔 혹은 한 잔만 마시는 것이 좋다.

운동 후

수분을 충분히 보충한다. 운동 후 천천히 마시는 물은 근육의 피로를 풀어주는 데 상당히 도움을 준다. 운동 직후 에 미지근한 물을 마시면 수분을 빠르게 보충할 수 있다.

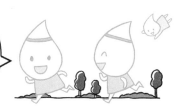

운동 후에 마시는 물은
근육의 피로를 풀어주는 데
상당한 도움이 됩니다!

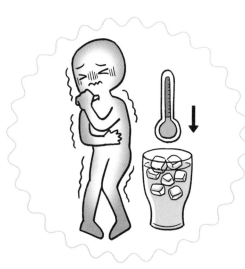

찬물은
체온을 낮추고
면역력을 떨어뜨린다.
질병이 있거나 변비,
비만이 있을 경우에는
더더욱 피하자.

1시간 이상
고강도 운동을 한 후에
이온음료, 스포츠음료를 마시면
전해질과 당질이 보충되고
에너지를 공급할 수 있다.

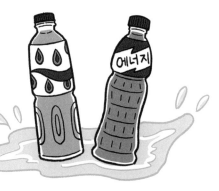

질병에 따라
물 섭취 조절하기

　건강한 사람이라면 물을 충분히 마시는 것이 좋지만, 질병이 있는 사람의 경우 어떤 질병이냐에 따라 수분 섭취를 제한해야 할 수도 있다.

　한의학에는 수독(水毒)이라는 증상이 있다. 체내에 들어온 물은 소변, 대변, 땀 등으로 자연스럽게 배출되어야 하지만, 신체 기능이 제대로 작동되지 않으면 체내에 머물며 독으로 작용해 냉증이나 부종을 유발하고 비만으로 이어지는 것은 물론 각종 질병의 원인이 되는 것을 말한다. 만성적인 소화불량, 변비 역시 수독 증상으로 볼 수 있다. 다만, 무조건 물을 많이 마신다고 해서 수독이 생기는 건 아니다. 신체 기능이 활성화되지 못한 상태에서 물을 과도하게 마셨을 때 생긴다고 보는 것이 적절하다.

물도 잘못 마시면 몸에 해롭다

《동의보감》에서는 수독과 비슷한 증상을 '음병(陰病)'이라고 한다. '마신 물이 흩어지지 않아서 생기는 병'이라고 정의된다. 비장과 위가 허약한 상태에서는 물이 소화되지 않고 명치에 정체되거나 옆구리에 모여서 다시 경락으로 역류하거나 방광에서 넘쳐흐르게 된다. 이는 수분 대사에 일종의 장애가 생겼기 때문이다. 비장과 위가 음식물을 소화해 수분과 영양분을 폐로 올려 보내면 폐가 그것을 전신으로 운반하고 퍼뜨린다. 이렇게 해서 전신에 퍼진 수분과 영양분은 흡수되고, 노폐물은 신장과 방광을 통해 배출된다. 따라서 수분 대사는 1차적으로 비장과 위에 작용하고, 2차적으로 신장과 방광에 작용하는 것이다.

《동의보감》에서는 다음과 같은 증상이 있는 사람은 특별히 더 주의를 기울여야 한다고 말한다.

- 평소 배가 늘 더부룩하고 뱃속에서 자주 꾸르륵 소리가 난다.
- 명치가 더부룩하고, 문지르면 꾸르륵 소리가 나면서 머리에만 땀이 난다.
- 물을 마신 후 속이 거북하거나 조금 있다가 토한다.
- 평소에 아랫배와 손발에서 찬기가 느껴진다.
- 몸이나 팔다리, 눈이나 눈꺼풀이 잘 붓는다.
- 몸이 나른해서 자주 누우며, 몸이 무겁게 느껴진다.
- 팔다리의 여러 관절이 아프고, 그 증상이 오래돼서 관절이 어긋나고 변형되었다.
- 특별한 일이 없어도 가슴이 울렁거리고, 심장이 저절로 뛰면서 머리가 어지럽다.
- 평소에 천식이 있거나, 눕거나 물을 마시면 증상이 심해진다.
- 담배를 안 피워도 가래가 많고 목에서 그렁그렁 소리가 나며, 가슴이 답답하다.

이런 증상이 있다면 반드시 전문의와 상의해 물 마시는 방법을 결정하는 것이 좋다.

수분 섭취를 제한해야 하는 질병

만약 병원에서 간경화, 심부전, 부신기능저하증, 신부전으로 진단받았다면 수분 섭취에 주의를 기울여야 한다.

우선, 간경화가 있다면 하루 수분 섭취량을 1ℓ 이하로 제한해야 한다. 간 기능이 현저하게 떨어지면 알부민의 농도가 낮아지고, 알부민이 부족하면 혈관의 삼투압이 유지되지 않아 수분을 몸 곳곳에 보내는 게 어려워진다. 그런 상황에서 수분을 많이 섭취하면 배에 물이 차는 복수 증상이 생긴다.

심부전 역시 하루 1ℓ 이하로 수분 섭취를 제한해야 한다. 심장이 건강해야 혈액을 온몸으로 고루 보낼 수 있는데 심장의 기능이 약해진 심부전 환자의 경우 이를 제대로 수행하지 못한다. 그 결과 혈액이 혈관에 머무르는 경우가 많고, 이로 인해 혈압이 높아져 모세혈관 속 수분의 압력이 비교적 낮은 두뇌와 폐로 혈액이 흘러들고 정체되면서 부종이 생길 수 있다.

부신기능저하증의 경우도 마찬가지다. 부신호르몬인 알도스테론의 분비량이 줄어드는 상황에서 물을 많이 마시면 수분과 염분이 원활히 배출되지 않아 저나트륨혈증, 고칼륨혈증 등 전해질 불균형이 생길 수 있다.

신부전 역시 물 섭취에 주의해야 한다. 물을 많이 마시면 혈액과 체액의 양이 늘어 폐부종이 생길 수 있고, 다리 부종으로 보행이 어려워질 수 있다.

수분 섭취를 늘려야 하는 질병

이와는 반대로 물 섭취를 늘려야 하는 질병도 있다.

염증성 비뇨기질환은 요로감염, 방광염, 전립선염 등을 통칭한다. 이런 질병에 걸리면 염증을 유발하는 물질을 소변으로 배출해야 하는데, 만약 노폐물이 충분히 배출되지 않으면 그 자체로 농축되어 요로결석으로 변하기 때문이다. 따라서 염증성 비뇨기질환 환자라면 하루 소변 양보다 500㎖ 이상 물을 더 마셔야 한다.

폐렴, 기관지염 등의 호흡기질환에 걸리면 열이 급격하게 오르고 호흡이 가빠지는 경우가 흔하다. 이는 체내 수분이 빠르게 외부로 방출된다는 것을 의미한다. 따라서 호흡기가 마르지 않도록 물을 조금씩 자주 마셔야 한다.

고혈압 환자는 혈액의 점도가 높아지는 것을 주의해야 한다. 그렇지 않아도 혈액의 압력이 높아서 혈액 순환이 잘되지 않는 상황에서 혈액의 점도까지 높아지면 더 많은 위험에 노출되기 때문이다. 따라서 늘 물을 충분히 마셔서 혈전이 생기는 것을 예방해야 한다. 염분과 당분 섭취를 최소화하면서 물을 많이 마시면 협심증으로 이어지는 것도 막을 수 있다.

당뇨병 환자의 경우 필요한 만큼 물을 마시지 않으면 콩팥 기능이 저하되고 혈당이 많이 올라가지만, 물을 자주 마시면 혈당을 정상 범위로 유지하는 데 큰 도움이 된다. 그러니 평소 갈증이 나지 않더라도 규칙적으로 물을 마시는 습관을 들여야 한다. 하지만 갈증이 난다고 무작정 물을 많이 마셔서는 안 된다. 물을 마실 때는 간수를 뺀 천일염이나 죽염을 조금 넣어서 마시는 것이 좋다. 체내 나트륨 농도가 너무 낮아지면 기운이 없어지고 두뇌가 손상될 수 있기 때문이다.

다만, 심장이나 콩팥에 합병증이 있는 당뇨병의 경우 물을 지나치게 섭취하면 소변으로 잘 배설되지 않고 심장에 부담을 주기 때문에 호흡곤란을 일으킬 수 있으니 반드시 주치의와 상의 후 물 섭취량을 조절해야 한다.

질병에 따라 물 섭취가 달라야 한다

물 섭취를 제한해야 하는 질병

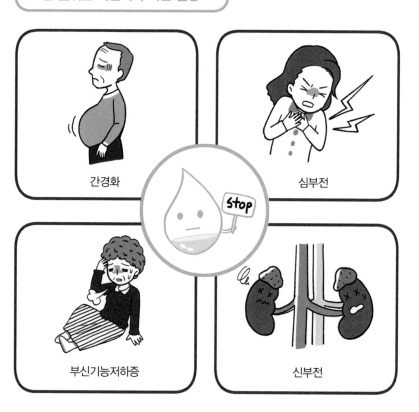

간경화

심부전

부신기능저하증

신부전

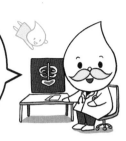

체내 순환과 노폐물 배출을
촉진해야 하는 질병은 물을 충분히 섭취하고,
순환과 배출 능력이 떨어지는 질병은
물 섭취를 제한해야 합니다!

물을 충분히 마셔야 하는 질병

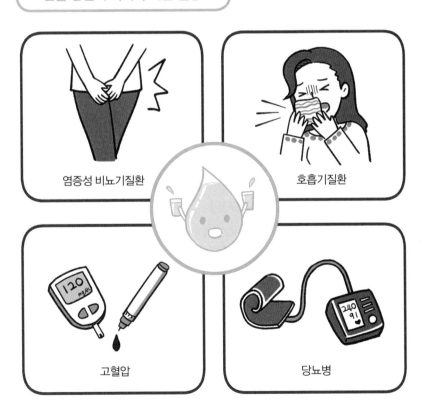

염증성 비뇨기질환

호흡기질환

고혈압

당뇨병

연령별, 계절별
물 섭취법

나이에 따라, 그리고 계절에 따라서도 물 섭취량은 달라야 한다.

물은 아이와 노인에게 더 필요하다

남녀노소 누구에게나 물이 중요하지만, 특별히 더 신경을 써야
하는 사람들이 있다. 바로 아이들과 노인들이다.

이들은 신체적으로 탈수에 취약하다. 우선 아이들은 성인에 비해
체중 대비 인체의 표면적이 조금 더 넓어서 외부 온도에 더 많은 영향을

받는다. 게다가 성인보다 체내 수분 비율이 더 높아서 수분이 부족하면 받는 타격도 더 크다. 수분이 5% 정도 부족하면 성인은 갈증을 느끼고 숨이 가빠지지만, 아이들은 이 단계를 넘어 심한 현기증을 바로 느낀다. 야외활동을 할 때 아이에게 물을 자주 마시게 하고 자주 쉬게 해야 하는 이유가 바로 여기에 있다. 아이에게 수분이 부족한지 그렇지 않은지는 소변 양을 체크해보면 알 수 있다.

다만, 밥을 먹을 때는 물 섭취량을 조절해주어야 한다. 아이들은 물을 많이 마신다고 해서 소화에 큰 장애가 생기지 않지만, 물배가 차서 포만감이 일찍 들면 식사량이 줄어들 수 있다. 평소에 밥을 잘 먹지 않거나 적게 먹는 아이라면 식사 중에는 물을 절제할 수 있도록 도와야 한다.

노인들의 경우, 노화가 진행되면 수분이 많았던 근육이 체지방으로 바뀌면서 체내 수분 비율도 현격하게 떨어진다. 60대의 경우 45%까지 감소하는 것으로 알려져 있다. 게다가 복용하는 약물이나 질병의 영향, 소화 기능의 약화로 일반 성인보다 음식 섭취량이 줄면서 세포 내 수분량도 감소한다.

체내 수분이 부족하면 노인들은 견디기 힘든 증상을 겪는다. 한의학에서는 노인의 경우 체내 수분이 부족하면 신장을 비롯해 부신, 생식기, 비뇨기 등의 기능이 급격하게 약화된다고 본다. 노폐물이 원활하게 배출되지 않아 피로가 누적되고, 이 피로가 노화를 촉진할 수 있다. 또한 소변 줄기가 가늘어지고, 기운이 없으며, 잠을 자다가 다리에 쥐가 나고, 허리가 아프거나 다리에 통증이 생기고, 남성은 발기부전을 겪을 수 있다. 따라서 나이가 들수록 수분 섭취에 더 많은 신경을 써야 한다.

그런데도 노인들은 갈증을 잘 느끼지 못하는 경우가 흔하다. 외국의 연구에 의하면 사람의 두뇌에는 '갈증 중추'가 있는데, 노인들은 이곳이 둔화되면서 심지어 24시간 동안 물을 마시지 않아도 갈증을 느끼지 못한다고 한다. 뇌졸중, 치매를 앓고 있는 경우에는 갈증 중추의 기능이 더 떨어지게 된다.

나이가 들면서 나타나는 증상 중 하나가 요실금이다. 요실금이 있으면 일부러 물을 적게 마시려는 경향이 있는데, 오히려 충분히 마셔야 한다. 물을 충분히 마시지 않으면 소변의 농도가 짙어져서 방광에 무리를 주고 요실금 증상을 악화시킬 수 있기 때문이다.[22]

겨울에도 탈수가 생길 수 있다

사계절 중에서 어느 계절에 물을 더 많이 마셔야 할까? 예상했

겠지만, 폭염이 내리쬐는 여름철에 더 많이 마셔야 한다. 탈진이나 열사병으로 쓰러지는 경우가 있기 때문이다. 이럴 때 물 섭취가 부족하면 건강한 성인도 위험에 처할 수 있다.

또 하나 염두에 두어야 할 점은 겨울에도 얼마든지 탈수가 생길 수 있다는 것이다. 2016년 국내 탈수증 환자 발생 통계를 보면 8월엔 9,125명이었고, 12월엔 그다음으로 많은 8,786명이었다. 겨울에는 온도와 습도가 낮아서 갈증을 다소 적게 느끼지만, 겨울이라고 해서 우리 몸에서 빠져나가는 수분이 줄어들지는 않기 때문이다. 심지어 겨울철 탈수증은 자신도 모르는 사이에 천천히 진행되어 눈에 띄는 증상이 나타나기보다 살짝 기운이 없거나, 손에 살짝 쥐가 나는 정도의 증상이 생긴다. 따라서 이 증상을 대수롭지 않게 여기고 넘겨버릴 수 있는데, 그러면 증상이 만성화될 수 있으니 주의해야 한다.

'여름에는 땀을 많이 흘리니까 물을 많이 마셔야 한다'는 고정관념에 갇혀 겨울철에 물 마시기를 게을리해서는 안 된다.

아이와 노인이 물을 더 마셔야 하는 이유

아이들의 경우 체중 대비 체내 수분 비율이
성인보다 높아서 적은 양의 수분 손실에도
쉽게 타격을 입는다.

체중 대비 인체의 표면적이 넓어 외부 온도
에 더 영향을 받는다.

신체가 아직 덜 발달해 수분 관리가 불균형
하고, 의사 표현이 어렵거나 질병으로 인해
탈수가 올 수 있다.

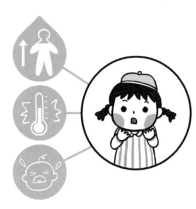

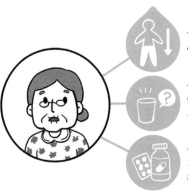

노화로 인해 체내 수분 비율이 60%에서
45%까지 떨어지면서 수분이 더 필요해진다.

두뇌의 갈증 중추가 둔화되면서 24시간 동
안 물을 마시지 않아도 갈증을 잘 느끼지 못
한다.

소화 기능의 약화, 복용하는 약물이나 질병
의 영향으로 식사량이 줄면서 세포 내 수분
량도 감소한다.

여름철 수분 관리

체온 관리로
열사병 예방

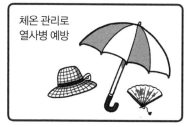

물을 충분히 자주 마셔서
탈수 예방

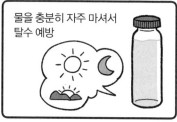

수분이 많은 과일과
채소 섭취로 탈수 예방

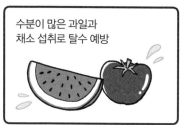

여름에는 온열질환을
주의하세요!

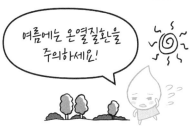

겨울철 수분 관리

겨울엔 갈증이 느껴지기 전
물 섭취가 중요해요!

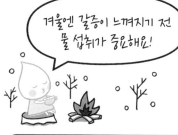

실내 습도 조절로
건조 예방

50~60%

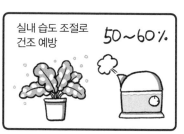

물 마시는 습관으로
탈수 예방

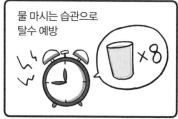

차, 커피보다 물로 충분한
수분 섭취

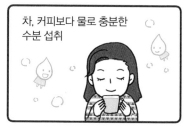

음주 시
수분 섭취법

　술은 가급적 마시지 않는 것이 좋지만, 그렇지 못할 경우엔 물을 잘 섭취하면 그나마 건강을 지킬 수 있다.

　우선, 술은 절대 빈속에 마셔서는 안 된다. 빈속에 술을 마시면 그렇지 않은 경우에 비해 알코올이 무려 3~4배 더 빨리 흡수된다. 또 혈당이 급격히 낮아져서 어지럽거나 식은땀을 흘리고 심장박동이 증가하기도 한다. 그러니 물과 음식으로 어느 정도 위를 채운 다음에 술을 마셔야 한다.

　술을 마시는 사이사이에 물을 수시로 마시는 것이 좋다. 전문가들은 '술 한 잔에 물 한 잔 마시기'를 권한다. 만약 술만 빨리 마시면 혈중 알코올 농도가 매우 빨리 올라가고 세포가 손상되지만, 알코올이 흡수되기 전에 물로 희석하면 우리 몸은 희석된 상태의 술을 마시는 것과 비슷한 효과를 얻게 된다. 또 흡수 속도도 늦출 수 있고, 화장실을 자주 가기 때문에 술이 금세 깨는 효과도 덤으로 얻을 수 있다.

물 대신 이온음료를 술과 함께 마시는 방법도 있다. '이온음료와 술을 함께 마시면 더 빨리 취한다'는 말이 있지만, 실험 결과에 의하면 이온음료를 함께 마시면 혈중 알코올 농도가 낮아진다. 술을 마신 다음에 이온음료를 마셔도 같은 효과를 볼 수 있다. 알코올을 분해하는 가장 중요한 요인이 수분이기 때문이다. 다음날의 숙취도 다소 줄어든다.

지나친 음주는 뼈 건강을 악화시키기 때문에 평소 골절이 잦은 사람은 주의해야 한다. 체내에 알코올이 들어오면 우리 몸은 알코올을 분해하기 위해 체내 수분과 단백질을 사용한다. 또한 알코올은 디스크와 척추 주변 근육에 혈액과 산소가 공급되는 것을 방해하므로 뼈 건강을 생각한다면 술을 줄이거나, 술을 마실 땐 물을 충분히 마셔야 한다.

건강을 위한
올바른 생수 선택법

　수돗물도 정수기도 믿지 못하는 사람들은 생수를 사서 마신다. 그런 사람들이 점점 늘어 국내 생수 시장은 연평균 10% 이상 성장하고 있다. 시장 규모는 2010년엔 4,000억 원 규모에 불과했지만 지금은 약 1조 원에 이른다. 현재 국내에만 200여 개의 생수 브랜드가 있을 정도로 업체 간의 경쟁 또한 치열하다. 최근에는 홈쇼핑 회사, 오프라인 마트사 등에서도 자체 브랜드(PB) 제품을 내세워 생수 시장을 공략하고 있지만 종류가 너무 많다 보니 소비자들은 그저 익숙한 브랜드 제품이나 싼 제품을 고르는 경우가 많다.

　그러나 어떤 생수를 선택하느냐는 우리 몸의 건강과 직결된다.

좋은 생수는 미네랄 공급원의 역할을 하기 때문이다. 이에 관해 분당서울대학교병원 소화기내과 이동호 교수는 이렇게 이야기했다.

"물에 존재하는 미네랄은 이온화되어 있어 종합영양제와 같다. 인공으로 합성한 미네랄보다 생체 이용률이 높은 것이 장점이다."[23]

'먹는 샘물'인지 확인하기

생수를 고를 땐 가장 먼저 상품의 라벨에서 '품목'이나 '품목명'을 찾아 '먹는 샘물'이라고 표기되어 있는지 확인해야 한다. '먹는 샘물'이란 수원(水源)에서 직접 채취한 자연 샘물을 뜻한다. 반면, '혼합음료'로 표기되어 있다면 합성첨가물이 섞여 있다고 보면 된다. 미네랄 등을 별도로 첨가했거나, 지하수·증류수·수돗물에 첨가물을 넣은 것이기 때문에 자연 샘물과는 차이가 있다. 이런 혼합음료 중에 '미네랄워터'라고 적혀 있는 것도 있으니 꼼꼼히 살펴야 한다.

법적으로 먹는 샘물은 혼합음료보다 훨씬 더 엄격하고 까다롭게 관리된다. 혼합음료는 8개 항목을 검사하지만 먹는 샘물은 원수 상태에서 46개 항목, 생산 제품 상태에서 50개 항목을 검사한다.[24]

소문, 트렌드, 저렴한 가격에 속지 않기

생수는 수원이 어디냐에 따라서 종류도 부르는 이름도 다르다.

오랜 시간 땅속 50~100m 이하에 고인 물인 지하수, 빙하가 녹은 빙하수, 그리고 해양심층수와 용암해수가 있다. 해양심층수는 수심 200m의 해저에서 끌어올린 물로 나트륨, 마그네슘, 칼슘, 칼륨 등의 미네랄이 풍부하다. 용암해수는 제주도 바다의 현무암층에서 채취한 물이다. 바닷물이 현무암층을 통과하면서 다양한 미네랄이 포함되었다. 둘 다 바다에서 채취하지만 해저에서 끌어내느냐, 현무암층에서 끌어내느냐의 차이가 있다.

같은 먹는 샘물이더라도 특화된 제품들이 많다. 예를 들어 일반 생수보다 칼슘이나 마그네슘이 5배 이상 들어 있는 제품이 있고, 태아의 양수와 미네랄의 비율을 맞춘 제품도 있다. 다만, 이렇게 의도적으로 미네랄의 비율을 맞춘 제품은 혼합음료일 가능성이 높다.

최근에는 탄산수가 건강에 도움이 되는 물로 화제인데, 사람들 사이에서 소화가 잘되고 다이어트에도 효과가 있다는 소문이 났기 때문이다. 탄산수에는 탄산가스(CO_2)가 녹아 있어서 마시면 톡 쏘는 느낌을 준다. 이러한 탄산화는 자연적일 수도 있고, 인공적으로 만들 수도 있다. 심지어 집에서 탄산수 제조기를 통해서 직접 탄산수를 만들어 마시는 사람들도 있다.

하지만 탄산수가 건강에 좋다는 증거는 매우 적다. 오히려 탄산수는 이산화탄소를 함유하고 있기 때문에 산성수에 가까워 치아의 보호막인 에나멜을 부식시킬 위험성이 있다. 위벽이 약하거나 위산 분비량이 많은 사람이 탄산수를 자주 마시면 역류성 식도염에 걸릴 위험성이 높아진다. 또 탄산수가 식욕 촉진 호르몬인 그렐린을 증가시킨다는 연구 결과가 있다. 따라서 탄산수를 마시면 평소보다 더 많은 음식을 섭취하고, 그 영향으로 체중이 증가할 수 있다. 또 탄산수에는 인이 함유되어 있어 체내 칼슘의 양을 줄일 가능성도 있다. 특히 술과는 절대 함께 마셔서는 안 된다. 알코올 흡수가 매우 빨라져 과하게 취할 가능성이 있다.

생수를 선택할 때에는 입소문이나 트렌드를 따라가거나, 저렴한 가격만 보고 선택하거나, 특별한 성분이 포함되었다는 말에 혹해서는 안 된다. 깨끗하고 정상적인 방법으로 채취된 물인지, 미네랄 함량이 충분한지를 반드시 확인해야 한다.

어떤 생수를
선택해야 할까?

'먹는 샘물'인지 확인하기

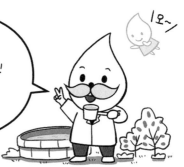

생수를 구입하기 전에 라벨에서 꼭 확인해야 하는 두 가지가 있어요!
① '먹는 샘물'인가?
② 수원(생산지)은 어디인가?

무기물질 함량(mg/L)	칼슘(Ca) 2.5~4.0	칼륨(K) 1.5~3.4	나트륨(Na) 4.0~7.2	불소(F) 불검출

■ 품목명: 먹는 샘물

■ 제품명: ○○수 ■ 용기재질: 폴리메틸렌데레프틸레이트
■ 유통기한: 제조일부터 24개월 ■ 직사광선을 피하고
제품에 외부냄새가 스며들 수 있으니 청결하고 통풍이
잘 되는 곳에 보관하십시오

■ 원수원: 암반대수층지하수

■ 영업허가번호: ○○○○○○○-○○○○ ■ 용량: 1L
■ 차게한 용기를 상온 보관시 온도차에게 의한 소리가
날 수 있습니다. 가열 또는 냉동시 천연미네랄 성분으로
인해 흰색침전물이 발생될 수 있으나 품질에는 이상이
없습니다. ■ 개봉 후에는 변질 등의 우려가 있으므로
냉장 보관하여 가급적 빨리 음용하시기 바랍니다.
■ 본 제품은 공정거래위원회 고시 소비자 분쟁해결
기준에 의거 교환 또는 환불을 받을 수 있습니다.

● 먹는 샘물

자연 샘물을 먹기에 적합하도록
처리한 물. 법적으로 혼합음료보
다 엄격하게 관리된다. 혼합음료
는 물에 첨가물을 넣은 음료다.

● 수원

수원에 따라 수질이 다양하며, 수
원이 따로 표기되지 않은 생수는
먹는 샘물로 보기 어렵다.

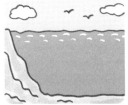

광천수

미네랄을 함유한 물. 수원의 특성에 따라 미네랄 함량에 차이가 있는데, 싱겁거나 단맛이 나거나 묵직한 맛이 난다.

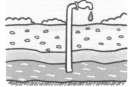

해양심층수

수심 200m 아래 바다의 심층수를 끌어올려 가공한 물. 마그네슘, 칼슘, 칼륨, 나트륨 등의 미네랄과 유기질 영양소가 많다.

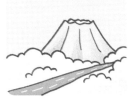

지하수

오랜 시간에 걸쳐 땅속 50~100m 이하에 고인 물. 광물질을 많이 함유하고 있어 샘물로 많이 개발되고 있다.

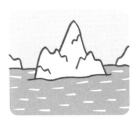

빙하수

빙하가 녹은 물. 불순물이 거의 없고, 높은 항산화 기능으로 화장품 성분으로도 많이 쓰인다.

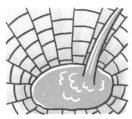

용암해수(화산암반수)

화산 지역의 암반에 스며든 화산암반층을 통과하며 정화된 물. 실리카 성분이 함유되어 있다. 제주 용암해수는 용암 지층 속으로 청정 바닷물이 스며들 때 현무암층이 자연 여과시켜 생성된 화산암반수다.

물로 인한 세균 감염을
줄이는 방법

물을 건강하게 섭취하려면 반드시 알아야 할 것이 있다. 물은 일상에서 가장 접하기 쉬운 '감염 매개체'라는 점이다. 물에 세균이 들어 있으면 아이들의 경우 뇌수막염, 패혈증 등 치명적인 질환에 감염될 수 있다.

생수를 마실 때 병에 입을 대고 마시는 경우가 흔하다. 하지만 병 입구에 침이 묻고 입 주변의 식사 흔적이 물 속으로 들어가면 세균의 매개체가 될 수 있다. 일단 생수 뚜껑을 열면 그때부터 세균이 증식한다고 생각하면 된다.

뚜껑 딴 생수는 그날 다 마시기

한국수자원공사가 뚜껑을 딴 생수병에 대해 실험을 했다. 뚜껑을 딴 직후에 물 1ml당 세균은 단 한 마리였다. 법적인 기준은 100마리다. 그런 점에서 생수 자체의 위생 상태는 거의 완벽에 가깝다고 볼 수 있다. 그런데 생수병에 입을 대고 물 한 모금을 마신 즉시 측정했더니 세균이 무려 900마리로 늘어났다. 하루가 지난 후에는 4만 마리가 넘었다. 세균은 30℃ 전후에서 가장 활발하게 번식하므로 여름철에는 특히 주의해야 한다. 세균이 한 마리에서 100만 마리까지 증가하는 데 단 4~5시간밖에 걸리지 않았다.

세균이 많은 물을 마시면 복통, 식중독, 설사, 장염 등이 유발될 수 있다. 건강하거나 면역력이 강한 사람은 덜하겠지만, 면역력이 약한 어린이나 노약자는 특히 주의해야 한다.

일단 개봉된 생수는 가능한 냉장고에 넣어 보관하고 물을 따를 때에만 꺼내야 한다. 지나치게 차다 싶을 때는 따뜻한 물을 섞거나 잠시 실온에 두면 마시기 적당한 온도가 된다.

만약 입을 대고 마신 생수가 하루 정도 지나면 아까워도 버리는 습관을 들여야 한다. 특히 주의해야 할 시기는 여름철이다. 여름에 자동차 안에서 생수를 마신 뒤 그대로 두면 생수병은 그야말로 '세균 공장'으로 변한다. 단 2시간만 방치되어도 실온에서 보관한 물보다 무려 7배나 많은 세균이 발견된다. 그 이유는 여름철 자동차 안의 온도가 실온보다 훨씬 높기 때문이다. 30℃가 자동차 외부의 온도라면 자동차 안의 온도는 무려 70℃까지 치솟는다. 세균이 번식하기에는 최적의 상태가 아닐 수 없다.

생수병을 다른 용도로 활용하는 것도 다시 생각해봐야 한다. 식약처에 의하면 페트병은 입구가 좁아서 깨끗이 세척하기도 건조도 어렵기 때문에 세균에 오염될 가능성이 높다. 따라서 일회용으로만 사용하는 것이 바람직하다.

생수가 아닌 보리차는 어떨까? 이런 물은 더 빨리 세균이 번식한다. 세균의 번식 속도는 생수보다 2~3배 더 빠르다. 따라서 한번 끓였으면 2일 안에는 모두 마셔야 한다.

가정에서 정수기를 사용한다면 더욱 주의를 기울여야 한다. 물저장소는 자주 청소하고, 자동살균 기능이 있어도 안심하지 말고 수시로 체크해야 한다. 집에 있는 정수기를 분해한 후 곰팡이 등을 보고 경악하는 사람들이 적지 않다.

집 안 곳곳의 수분 관리하기

먹는 물이 아닌, 집 안 곳곳에 있는 수분도 신경 써서 관리해야한다. 특히 욕실은 습기가 많아 세균과 곰팡이가 쉽게 번식할 수있는 장소다. 욕실 관리를 소홀히 하면 '3대 세균'이라고 불리는 대장균, 살모넬라균, 황색포도상구균이 증식한다. 욕조의 바닥과 배수구도 늘 젖어 있는 경우가 많기 때문에 깨끗이 닦는 노력이 필요하다.[25]

변기에도 세균이 많이 증식하니 물을 내릴 때에는 변기 뚜껑을닫고, 욕실 전용 세정제로 자주 청소해야 한다. 비데의 노즐 부위도 항상 젖어 있어 곰팡이가 번식하기 쉽고 세균도 빠르게 증식할수 있으니 세심하게 닦아주어야 한다.

수건이나 칫솔 관리에도 신경을 써야 한다. 칫솔은 3개월에 한번은 교체하고, 사용한 직후에는 베이킹소다나 소금을 녹인 물에20분 정도 담근 후 건조시키는 것이 좋다. 수건은 세탁한 뒤에도퀴퀴한 냄새가 난다면 다양한 균이 제거되지 않은 것이니 살균을위한 세탁은 별도로 해야 한다.

마시는 물은 물론, 일상에 존재하는 수분을 관리하는 것은 물로인한 세균 감염을 줄이고 건강한 생활을 하기 위한 기본이다.

충분한 물 섭취가 건강을 지키는 답이다

TV를 켜고 채널을 돌리다 보면 먹는 장면에 시선을 빼앗기곤 합니다. 한입 가득 음식을 넣고 맛있게 먹는 출연자들을 보고 있노라면 자연스레 침이 고이면서 당장 먹고 싶은 생각이 듭니다.

하지만 우리가 늘 잊지 말아야 할 '건강의 기본'이 있습니다. 이 기본은 나머지 모든 것을 가능하게 하는 근본입니다. 주춧돌을 제대로 쌓지 않은 건물이 오래갈 수 없듯이, 건강의 기본이 바로잡히지 않으면 육체와 정신 건강 모두 힘을 잃고 맙니다.

건강의 기본은 바로 '충분한 물 섭취'입니다. 아무리 좋은 음식을 먹어도 체내 수분이 충분하지 않으면 영양분이 제대로 흡수되지 않고 혈액이 깨끗하지 않아 열심히 운동을 해도 그 효과는 반감됩니다. 인체 건강과 물은 이처럼 떼려야 뗄 수 없는 관계이며, 그래서 '충분한 물 섭취'는 세상에서 가장 쉽고 간단하지만 효과는 매우 큰 건강법입니다.

문제는 '어떤 물이 몸에 이로우며, 그 물을 어떻게 마실 것인가?'
입니다. 이 책 역시 이러한 기본적인 의문에서 시작됐고, 그 해답
을 찾아 여기까지 왔습니다. 이 책을 다 읽은 독자라면 물이 우리
에게 얼마나 좋은지, 어떤 물을 마셔야 하는지를 충분히 알고 이
질문에 답할 수 있으리라 믿습니다.

물 섭취는 습관이 되어야 합니다. 그렇지 않으면 갈증이 날 때까지
찾지 않는 것이 물이기 때문입니다. 하지만 갈증이 날 때만 물을
마시면 하루 필요량을 채우지 못합니다. 따라서 무의식적으로 물
잔에 손이 갈 정도로 습관화해야 합니다. 물 중에서도 미네랄이 충
분한 약알칼리수는 지구상 최고의 명약 중 하나이며, 그 자체로 '건강을
지키는 답'입니다.

이 책을 읽은 모든 독자가 충분한 물 섭취를 통해 건강을 지키고
활력 넘치는 생활을 할 수 있기를 기대합니다.

1 최우리, 〈전문가들, "새 감염병 발생 주기, 3년 이내로 단축될 것"〉,
   한겨레, 2020. 5. 19.

2 F. 뱃맨겔리지, 《물, 치료의 핵심이다》, 배문사, 2004. 3.

3 박기병, 《미네랄이 결핍된 물은 사람을 공격한다》, 에코비전21, 2012. 10.

4 주기환, 《혈액 건강 세미나 - 물과 공기와 건강》, 2009. 3.

5 F. 뱃맨겔리지, 《물, 치료의 핵심이다》, 배문사, 2004. 3.

6 권순일, 〈목 안 마른데도… 수분 부족 알리는 신호 7〉, 코메디닷컴, 2020. 8. 18.

7 이용재, 〈수분 부족하면 생기는 뜻밖의 증상 5〉, 코메디닷컴, 2020. 6. 26.

8 안영배, 《신동아》, 〈육각수 알칼리수의 비밀〉, 1996. 6.

9 김동석, 〈미용에 좋은 산성수〉, 충청투데이, 2003. 11. 7.

10 박기병, 《미네랄이 결핍된 물은 사람을 공격한다》, 에코비전21, 2012. 10.

11 홍기범, 〈오정원 청호나이스 대표 청호 DNA가 업계 최고 & 최초 제품 만든 1등
   공신〉, 전자신문, 2021. 7. 22.

12 황민교, 〈컨슈머 리포트 정수기 구매 완전 정복2〉, 전자신문, 2013. 12. 20.

13 MBN, 〈고수의 비법 황금알-한 모금의 기적〉, 2014. 8. 25.

14 손상대, 〈역삼투압 방식 정수기 산성수 인체 치명적〉, 뉴스타운, 2014. 8. 26.

15 울산MBC, 〈워터시크릿-미네랄의 역설〉, 2012. 4. 27.

16 최돈혁, 〈건강한 물이 주는 행복〉, 대전일보, 2014. 11. 27.

17 식품의약품안전청, 2009. 3. 4.

18 손상대, 《역삼투압 정수기가 사람 잡는다》, 서영, 2012. 11.

19 엄두영, 〈알칼리 이온수를 마시면 정말 체질이 바뀔까?〉, 오마이뉴스, 2009. 3. 6.

20 정진철, 《생활 속의 화학과 고분자》, 자유아카데미, 2010. 12. 31.

21 이시하라 유미, 《내 몸이 보내는 이상신호가 나를 살린다》, 전나무숲, 2018. 9. 17.

22 김지수, 〈어린이 · 노인 탈수 주의 … 갈증 안 나도 물 섭취〉, 연합뉴스, 2017. 10. 10.

23 이금숙, 〈천연 미네랄을 마신다… '프리미엄 생수'의 진화〉, 헬스조선, 2017. 7. 26.

24 박준이, 〈생수에도 종류가 있다…'이것' 꼭 확인하세요〉, 머니투데이, 2020. 1. 30.

25 배지영, 〈물을 생활 속에서 가장 쉽게 접하는 감염 매개체〉, 중앙일보, 2011. 7. 14.

• 김현원, 《내 몸에 가장 좋은 물》, 서지원, 2002년.

• 네이버, 지식백과

• 시라하타 사네타카, 《水의 혁명 전해환원수》, 어문각, 2003년.

• 이규재, 《의학으로 본 알칼리환원수》, 도솔, 2005년.

• 이시형 · 선재광, 《강력한 규소의 힘과 그 의학적 활용》, 행복에너지, 2020년.

• 임창수, 《질병과 노화를 막는 힘, 수소수》, 상상나무, 2019년.

• 최병갑, 《제대로 먹어야 몸이 산다》, 삼호미디어, 2008년.

• 최철한, 《동의보감 약선》, 물고기숲, 2015년.

• 허준, 《동의보감》, 대성출판사, 1981년.

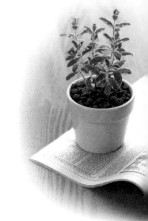

전나무숲 건강편지를
매일 아침, e-mail로 만나세요!

전나무숲 건강편지는 매일 아침 유익한 건강 정보를 담아 회원들의 이메일로
배달됩니다. 매일 아침 30초 투자로 하루의 건강 비타민을 톡톡히 챙기세요.
도서출판 전나무숲의 네이버 블로그에는 전나무숲 건강편지 전편이 차곡차곡
정리되어 있어 언제든 필요한 내용을 찾아볼 수 있습니다.

http://blog.naver.com/firforest

 '전나무숲 건강편지'를 메일로 받는 방법
forest@firforest.co.kr로 이름과 이메일 주소를 보내주세요.
다음 날부터 매일 아침 건강편지가 배달됩니다.

유익한 건강 정보,
이젠 쉽고 재미있게 읽으세요!

도서출판 전나무숲의 티스토리에서는 스토리텔링 방식으로 건강 정보를
제공합니다. 누구나 쉽고 재미있게 읽을 수 있도록 구성해, 읽다 보면 자연스럽게
소중한 건강 정보를 얻을 수 있습니다.

http://firforest.tistory.com

독소를 배출하고 혈액을 맑게 하는 물 건강법

초판 1쇄 발행 2022년 6월 30일
초판 2쇄 발행 2024년 3월 11일

지은이 선재광
펴낸이 강효림

기획·정리 이남훈
편집 곽도경
디자인 채지연
일러스트 주영란

용지 한서지업(주)
인쇄 한영문화사

펴낸곳 도서출판 전나무숲 檜林
출판등록 1994년 7월 15일제10-1008호
주소 10544 경기도 고양시 덕양구 으뜸로 130
　　　위프라임트원타워 810호
전화 02-322-7128
팩스 02-325-0944
홈페이지 www.firforest.co.kr
이메일 forest@firforest.co.kr

ISBN 979-11-88544-85-1(13510)

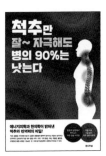

척추만 잘~ 자극해도 병의 90%는 낫는다

선재광 지음 | 224쪽

척추는 인체 에너지의 컨트롤타워이자 인체의 대들보다. 저자는 인체를 에너지(氣) 관점으로 보는 에너지의학으로 척추와 면역력의 비밀을 파헤친다. 우리 몸은 체내 에너지가 부족하거나 제대로 순환되지 않으면 각종 통증과 질병이 생긴다. 건강하려면 이제부터 '척추와 척추 경혈'을 제대로 자극하자. 그러면 통증과 질병으로부터 자유로울 수 있다.

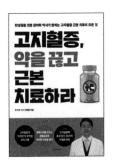

고지혈증, 약을 끊고 근본 치료하라

선재광 지음 | 288쪽

고지혈증약의 심각한 부작용을 상세히 밝히고, 고지혈증 진단 배경과 약물 치료에 문제가 있음을 지적한다. 그 배경은, 너무 많은 사람들이 고지혈증 진단을 받고 있는 데다 너무 많은 사람들이 부작용이 심각한 약물에만 의지할 뿐 근본적인 치료법을 외면하고 있어서다. 고지혈증약은 고지혈증을 치료하기는커녕 고혈압, 당뇨병, 심뇌혈관질환, 치매 등 없던 질병까지 생기게 하는 심각한 부작용이 있기 때문이다. 고지혈증의 진정한 치료는 근본 원인인 생활습관을 개선하는 것이며, 약을 먹지 않고도 얼마든지 건강한 몸으로 되돌릴 수 있다.